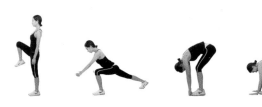
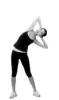

김수범 지음

나의 근육사용 설명서 요통편

당신의 근육을 제대로 **회복**시키고
올바르게 사용하는 방법을 배워라!

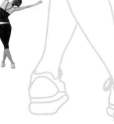

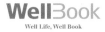
WellBook

Well Life, Well Book

나의 근육 사용설명서 – 요통편

1판 1쇄 발행_ 2018년 11월 20일
1판 3쇄 발행_ 2022년 1월 15일

지은이 김수범
발행인 임종훈
편집 강성재　**관리** 박란희
디자인 인투
출력/인쇄 정우P&P
주소 서울시 마포구 방울내로 11길 37 프리마빌딩 3층
주문/문의전화 02-6378-0010　**팩스** 02-6378-0011
홈페이지 http://www.wellbook.net

발행처 도서출판 웰북　**정가** 19,000원

ISBN 979-11-86296-55-4 13510

김수범 지음

나의 근육사용 설명서

요통편

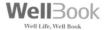
Well Life, Well Book

책을 펴내며

수많은 사람이 생활 속에서 요통을 경험한다. 그러나 병원을 방문하면 아무 이상이 없다는 진단을 받고 다시 생활 속으로 들어간다. 하지만 얼마 지나지 않아 다시 요통을 경험하게 된다. 운동을 하면 좋아질 거라고 해서 운동을 시작하지만, 운동 방법을 잘 몰라서 운동하다가 더 안 좋아지는 경험을 하게 되고, 운동에 대한 거부 반응만 더욱 커지게 된다. 필자는 허리가 아프다는 사람에게 운동을 진행시켜 좋은 결과를 얻기도 하였지만, 통증이 더 심해지는 경우도 있었다. 스트레칭의 중요성을 깨닫고 스트레칭을 통해 많은 사람들을 회복시켰으나 역시 그때뿐 얼마 지나지 않아 재발했다. 다시 한 번 운동에 대한 중요성을 깨닫고 스트레칭과 운동을 병행한 결과 많은 사람에게서 이전보다 더 높은 회복을 경험하였다. 이후 우리가 사용하는 근육에 대한 문제를 알기 위해서 수많은 의학 서적과 전문 서적을 토대로 고객들에게 적용시키는 가운데 하나의 깨달음을 얻었다. 바로 '회복'이었다.

회복에 핵심이 되는 녀석이 바로 '근육'이다. 우리 생각에 근육은 그저 힘을 쓸 때만 사용한다고 생각한다. 하지만 절대로 그렇지 않다. 우리가 잠을 자는 동안에도 근육은 사용되며, 일상생활에서 의자에 앉는 동작, 일어서는 동작, 그리고 계단을 오르는 모든 동작에서 근육이 사용된다.

근육의 사용 원리를 인지하지 않은 상태에서 이차적 활동(헬스, 골프 등 취미생활을 비롯한 활동)을 하게 되면, 평소 사용하는 근육에 대한 스트레스가 해소되지도 않은 상태에서 추가적인 사용을 일으켜 스트레스를 더하게 된다. 그러므로 우리는 평소 근육을 사용함에 있어 항상 스트레스에 따른 긴장력을 낮추는 데 집중

해야 하며, 활동은 회복을 전제로 해야 한다.

일상생활에서 사용하는 근육의 움직임을 '활동'이라 하며, 몸을 발달시키기 위한 단련과 경기력 향상을 위해서 하는 움직임을 '운동'이라고 한다. 활동하는 데에도 근육이 사용되며, 운동하는 데에도 근육이 사용된다. 생활 속 활동과 운동은 근육의 움직임 안에서 발생하는데 일상생활에서 이러한 범위를 높이는 활동보다 제한된 활동(장시간 의자에 앉아 있거나 서 있는 경우)을 하다 보니 결과적으로 모든 생활에서의 전체적인 움직임이 제한되는 것이다.

요통, 허리 디스크(추간판 탈출증), 좌골신경통, 고관절 질환 등 대부분의 용어들은 근골격계 질환에서 사용되는 언어들이다. '근골격계'라는 말의 시작은 근육이라는 점을 명심해야 한다. '아프다', '불편하다', '통증이 있다' 등등 이러한 말들의 시작은 결국 근육에서 출발하는 경우가 대부분이다. 따라서 우리가 가지고 있는 근육을 올바르게 관리하는 것이 근골격계 질환을 예방하는 것이다. 예방은 사전에 하는 것이지 문제가 생기고서 하는 것이 아니다. 우리가 살아가야 하는 인생에서 근육을 사전 관리함으로써 앞으로 발생할 근골격계에 대한 문제를 줄이거나 최소화시키는 것이 근골격계 질환 예방의 목적이다.

이 책은 생활에서 심심찮게 요통을 일으키는 근육을 쉽게 관리할 수 있도록 만들었다. 모든 사람에게 적용할 수 있는 근막 스트레칭법(각각의 근육을 올바르게 스트레칭하는 방법)을 담았다. 아울러 근육을 좀 더 자세하게 알아보는 과정을 통해 우리가 사용하는 근육에 문제가 생기면 어떠한 통증이 나오는지 그리고 이러한 통증들은 나의 삶에 어떠한 영향을 미치는지를 알 수 있게 하였으며 또한 회복에 필요한 근육에 대한 스트레칭과 회복 후 필수적인 운동 방법을 집에서도 쉽게 따라 할 수 있도록 구성하였다.

이 책의 핵심은 '스트레칭'에 있다. 스트레칭을 별것 아닌 것으로 생각할 수도 있겠으나 스트레칭은 근육이 정상 생활을 하는 데 있어서 중요한 포인트가 되어주는 활동이다.

이 책을 출판하는 데 있어 많은 분의 도움을 받았다. 사진을 찍어 준 고석인 선배님, 침착·여유·끈기를 삶의 교훈으로 삼아 모든 일에 적용할 수 있도록 가르침을 주신 최대천 선생님, 촬영에 아낌없는 도움을 준 비나 선생님과 제자들 그리고 좋은 제자들을 양성할 수 있도록 이끌어주신 재활의학과 전문의이자, 고려수재단 이사장이신 최원기 선생님께 감사드린다.

김수범과 함께하는 모든분들의 뜻이 이루어지길 기도합니다.

2018년 11월 김수범

CONTENTS

CONTENTS

서론

우리의 생활은 늘 긴장 속에 있다. 그 긴장에는 정신적인 긴장도 있겠으나 근육에 대한 긴장도 포함된다. 근육에는 두 가지 긴장이 있다. 짧아진 상태에서의 긴장과 늘어난 상태에서의 긴장이다. 긴장으로 짧아진 근육은 관절에 영향을 미쳐 움직이는 범위를 점점 좁아지게 만든다. 제한됨이 커짐에 따라서 근육의 컨디션은 점점 더 나빠지는데 조금이라도 무리하는 날이면 어김없이 허리가 아픈 경우가 대표적이다. 근육이 늘어난 상태에서의 긴장도 마찬가지로 불편함과 통증을 유발한다. 근육이 늘어남에 따라서 힘도 함께 증가되어야 하나, 힘은 그대로인데 늘어난 근육의 구조가 힘이 없어 약해진 관절이 버티지 못하게 된다.

오십견이라는 증상은 아직 원인 불명이다. 그러나 근막동통 증후군에서는 오십견과 같은 증상을 회전근개에 대한 과도한 사용과 근육의 불균형으로 나타나는 증상으로 보고 있다. 회전근개란 어깨가 사용될 때 위 팔뼈와 견갑골(날개뼈: Scapula)의 정상적인 움직임 안에서 잘 사용될 수 있도록 해주는 안정화(관절의 안정적인 움직임을 담당하는) 근육이다. 이 근육이 손상받으면 어깨의 움직임이 불규칙하게 된다. 불규칙한 움직임은 더욱 어깨를 불편하게 만들고 장기간으로 이어질 경우 어깨에 염증이 생겨 어깨 움직임이 점점 불편해지고 굳어진다. 이 현상을 '동결견' 또는 '유착성 점액낭염'이라고 한다.

이 증상이 나타나면 팔을 머리 위로 들어올리는 동작이 힘들고 아픈 부위가 바닥에 닿거나 누군가가 스치기만 해도 엄청난 통증을 경험한다. 이러한 증상을 회복하는 것은 결과적으로 회전근개의 상태가 얼마나 안정 상태를 유지하고 있느냐에 달렸으며, 어깨 통증을 예방하기 위해 적용하는 운동법이 또 하나의 답이 될 수 있다.

각 근육별 스트레칭을 통해서 서로 다른 근육을 올바르게 스트레칭시키면 관절의 움직임이 편안해져 생활의 컨디션도 한결 나아질 것이다. 이를 위한 그 첫 번째 이야기가 바로 '요통'이다.

우리가 요통을 알아야 하는 것은 우리의 몸에서 일어나는 불편함이기 때문이다. 이 당연한 논리가 제대로 이해되지 않기 때문에 요통으로부터 벗어나기 힘든 것이다. 휴대전화를 사면 설명서를 보고 사용 방법을 익히지만 우리 몸을 사용하는 방법은 좀처럼 배우려고 하지 않는다. 그리고 조금만 아프면 의사를 찾거나 주변 지인들에게 조언을 구한다. 내 몸인데 말이다. 내가 내 근육을 사용하는 방법에 대하여 조금만 이해하고 있다면 회복 또한 빠를 것이다. 결과는 원인에 의해서 일어난다. 원인을 스스로 알지 못하면 결과를 해결할 수 있는 사람 또한 원인을 찾느라 시간이 오래 걸린다. 이 책은 우리가 사용하는 근육에 대해서 알아야 할 기본 상식을 다루고 있다. 이 책을 통해 독자는 적어도 어떠한 움직임이 근육에 좋은지, 근육을 어떻게 관리해야 할지, 그리고 근육의 피로는 어떠한 방식으로 회복되는지에 대해 이해하게 될 것이다.

근육을 알자
상시 사용근 VS 선택적 사용근

근육은 서로 협력한다.

　우리의 근육은 항상 사용하는 근육이 있고 이와 함께 더 큰 근육을 동원하여 움직인다. 그래서 항상 사용하는 근육은 상시로 사용한다고 하여 '상시 사용근'이라고 이름 붙었고, 더 큰 활동을 일으키려고 할 때 사용자의 목적에 따라 상시 사용근에 더 큰 근육이 동반 사용된다는 관점에서 '선택적 사용근'이라고 이름하였다. 즉, 일상생활에서 사용되는 낮은 강도의 힘에서는 '상시 사용근'이 사용되며, 무거운 물건을 들거나 힘을 사용해야 하는 경우 부족한 '상시 사용근'에 대한 힘을 보완해 주기 위해서 '선택적 사용근'이 사용된다는 뜻이다.

　어깨의 상시 사용근은 회전근개이다. 어깨가 아픈 사람들이라면 이 근육에 대해서 한 번 정도는 들어봤을 것이다. 이 근육은 어깨를 돌릴 때 사용되는 근육이 아니라 어깨를 돌릴 때 날개뼈(견갑골)와 윗팔뼈(상완골)가 자신의 위치에서 이탈되지 않도록 유지해 주고 지지해 주는 안정화 근육이다.

　우리가 피트니스센터에서 어깨운동을 배울 때 가장 많이 하는 운동 중 '덤벨 프레스(양손으로 덤벨을 잡고 어깨높이에서 머리 위로 밀어 올리는 어깨운동의 기본동작)'를 배우게 되는데 '오십견' 증상이 있는 중년은 그 동작을 하기에는 어려움이 있거나, 아예 시도조차 못하기도 한다. 팔을 들어 올리는 동작 자체가 안되기 때문이다. 반대로 회전근개가 건강하면, 우리가 흔히 말하는 어깨 '뽕'을 자랑하게 된다. 이 근육을 '삼각근'이라고 하는데, 이 근육은 덤벨 프레스라는 운동을 통해 발달시킬 수 있다. 덤벨 프레스 운동 시 회전근개(어깨의 상시 사용근)를 기반으로 '선택적 사용근'인 삼각근의 힘을 추가로 도움받아 사용된다. 팔을 들어올리는 아주 가벼운 동작에서는 회전근개만의 힘으로도 충분히 움직임이 가능하지만, 더 무거운 물체를 머리 위나 어깨높이에서 들어올려야 한다면 회전근개를 지렛대 삼아 어깨 근육인 삼각근을 동원하여 팔을 들어올린다는 이야기이다. 어깨 사용에 있어서 근육이 들어올리려는 무게에 따라 더 큰 근육을 동원된다고 생각하면 된다. '극상근(팔을 옆으로 들어 올릴 때 사용하는 어깨의 회전근개 중 하나)'이라는 근육을 제거한 상태에서는 삼각근의 힘만으로는 팔을 옆으로 들어올릴 수 없다는 연구 결과가 있다. 반대로 어깨 근육인 '삼각근'이 없어도 팔을 옆으로 들어올릴 수 있다는 연구가 보고된 바도 있다.

그렇다면 허리의 '상시 사용근'과 '선택적 사용근'은 무엇일까?

허리의 '상시 사용근(고관절을 허리의 상시 사용근으로 포함시켰다)'에는 장요근, 내·외복사근, 복횡근, 소둔근, 중둔근, 대둔근, 이상근, 척추기립근이 있다. 허리의 '선택적 사용근'은 복직근, 대퇴사두근, 슬굴곡근이다. 이 근육들을 잘 알면 왜 요통이 발생하는지 어느 정도 이해할 수 있다. 우리가 사용하는 근육들은 나름의 법칙에 의해서 사용되기 때문이다. 같은 동작을 하더라도 여러 가지의 근육이 함께 사용되는 가운데 개별 근육의 컨디션에 따라서 수월하기도 하고 불균형하게 사용될 경우 시간이 지남에 따라 통증과 불편함을 느끼기도 한다.

근육이 피로를 느끼면 수면을 통해서 회복되기도 하지만 오랜 시간의 잘못된 사용으로 수면만으로 회복되지 않는 한계가 생긴다. 불충분한 회복이 반복되며 사용되는 근육은 만성 피로와 함께 근육의 손상과 통증을 동반하게 된다. 피로가 쌓인 근육은 회복이 필요한데, 우리가 하는 회복이라는 것은 통상적으로 수면뿐이다. 근육에 통증이 발생하면 사람들은 주로 병원을 찾아 진통제와 물리치료를 처방받는다. 근육이 피로해지고 아프면 어떤 특별한 동작이 불편해지거나 그 동작을 수행할 때 통증을 느끼는데 이러한 현상은 해당 동작을 수행하는 데 필요한 근육에 문제가 생긴 것으로 이를 가볍게 여기면 안 된다. 중년 여성이 어깨 뭉침 현상을 대수롭지 않게 여기다가 '오십견'을 맞는다. 증상을 경험하는 사람에 따라서 통증의 범위는 제각각이지만, 약간의 불편함에서부터 극도의 통증으로 잠을 잘 수 없는 상태까지 다양한 불편함을 겪는다. 근육이 아프다는 것은 회복을 요한다는 뜻으로 근육을 계속 사용하기 위해 일어나는 현상이다. 필자는 근육을 공부하면서 회원들의 이해를 돕고, 트레이너들을 빠르게 교육시키기 위해 상시 사용근과 선택적 사용근을 구분지었다. 이는 지근과 속근의 비율이라는 의학적인 근거를 바탕으로 한 것이다.

100m 달리기를 하는 선수의 근육은 '지근'(유산소성 대사를 이용하여 오랜 시간 사용될 수 있는 근육)보다 '속근'(무산소성 대사를 이용하여 빠르게 사용되고 큰 힘을 쓸 수 있는 근육)의 비율이 더 높다. 하지만 마라톤의 경우는 지근의 비율이 높다. 우리가 오랜 시간 앉아 있는 동안 사용되는 근육은 속근이 아니고 지근이다. 우선적으로 회복해야 하는 근육과 그다음에 회복시켜야 하는 근육을 구분하기 위해서 지근과 속근의 분류가 필요한 셈이다. 이렇게 지근과 속근의 분류를 통해 '상시 사용근'과 '선택적 사용근'이라는 말이 나왔다. 즉, 관절마다 상시 사용근과 선택적 사용근이 있는데, 인체의 근육은 모든 활동에서 상시 사용근을 우선으로 사용하며, 상시 사용근보다 높은 힘을 요구할 시 선택적 사용근을 동원하여 힘을 쓰게 된다. 가령 의자에 앉아 있다가 일어나는 동작은 다리의 힘으로 일어서야 한다. 하지만 다리 근력이 약한 사람은 다리의 부족한 힘을 허리에서 끌어다 사용한다. 이 경우 허리의 만성적인 과부하로 허리의 피로가 누적된다. 우리가 늘 사용하는 근육을 바르게 사용하는 법과 어떤 동작이 좋은 동작인지 아는 것이 요통을 예방하고 치료하는 첫걸음이다.

통상적으로 허리라고 하면 허리의 뒤쪽만 생각한다. 그러나 허리는 둘레를 의미하는 것이며, 복부도 허리의 핵심 근육 중 하나이다. 실제로 필자가 회복시키고 있는 회원들의 경우 통증의 원인이 허리가 아니라 복부 안쪽, 척추와 다리뼈를 연결해 주는 장요근에 더 많은 문제가 있는 것을 볼 수 있었다. 이러한 회원들의 특징 중 하나가 복근운동을 하고 나면 허리가 아프다. 디스크 진단을 받고 허리 운동을 하라고 해서 복근운동을 했는데 허리통증이 심해지는 경우도 여기에 해당한다. 허리 입장에서는 아직 운동할 준비가 되지 않았는데 운동을 진행하다 보니 근육에 추가적인 스트레스가 더해져, 통증이 심해지는 것이다. 이런 상태로 계속 운동을 하게 되면 근육은 더욱 긴장하여 허리를 제대로 펴기 힘든 상황까지 발생한다.

근육을 이해하는 것은 우리가 실생활에서 사용하는 근육을 더 잘 사용하기 위해서다. 근육은 우리가 죽는 날까지 사용된다. 일하는 사람이 일을 더 잘할 수 있도록 그 방법을 배우듯이, 근육을 올바르게 사용하려면 근육을 관리하는 방법을 배워야 한다. 근육에 대해 어느 정도 이해는 하고 있어야 자기 근육의 문제를 올바르게 해결할 수 있다. 스트레칭만으로도 완화될 수 있는 타이밍을 놓쳐 더 심각한 이차적 손상으로 이어지는 것을 막아야 한다. 작은 불이 났을 때는 발로 밟아 끌 수 있지만, 큰불이 되면 그때는 소방차가 와야만 한다. 그러다 더 큰불로 번지면 다 탈 때까지 내버려 둬야 할지도 모르는 경우가 될 수도 있다. 내 몸의 통증은 본인 스스로가 가장 잘 알고 있다. 근육에 대한 정보를 조금만 알고 있다면 내가 사용하는 근육이 회복을 필요로 하는지, 발달을 필요로 하는지, 스트레칭은 어떻게 하는지, 운동은 어떻게 하는지 스스로 판단하여 적용할 수 있을 것이다.

memo

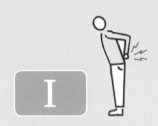

I

허리 통증 첫 번째 이야기

고관절 상시 사용근 중 소둔근과 중둔근의 근막 통증상

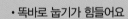

• 똑바로 눕기가 힘들어요
• 앉았다 일어날 때 허리에 통증이 와요
• 비스듬히 앉거나 모로 누우면 그쪽이 아파요

01 소둔근 중둔근

고관절 핵심 근육의 문제가 요통의 원인일 수 있다.

다리가 저리다고 느끼는 많은 사람이 이를 허리 문제라고 생각한다. 틀린 생각은 아니지만, 반드시 허리의 문제가 아닐 수도 있다. 다리의 소둔근이 주범이다. 우리의 근육은 신경과 밀접하게 연관되어 있다. 추간판 탈출증으로 허리의 신경이 압박받는 경우, 좌골신경통을 경험하기도 하지만 반대로 근육이 신경을 압박하여 같은 증상을 만들어 내기도 한다. 여기서 강조하고 싶은 것은 '증상'이다.

디스크 수술은 허리 디스크 진단을 받았다고 하는 것이 아니라 증상 때문이다. 저린 증상은 디스크를 원인으로 보지만 실제로는 그렇지 않은 경우도 많다. 검사를 통해 추간판 탈출증이라는 진단을 받는 것이지, 증상이 없다면 아마 검사도 하지 않을 것이다. 따라서 다리 저림과 통증을 무조건 허리의 탓으로 돌릴 것이 아니라 허리를 사용하는 데 필요한 근육들에 어떠한 문제가 있는지 살펴보아야 한다. 정말 허리 근육에 문제가 있어서 다리가 저린 증상을 나타내는 것인지, 아니면 이 증상이 고관절(다리뼈와 골반뼈 사이)에서 발생하는 것인지를 확인해 볼 필요가 있다.

고관절은 골반과 허벅지 뼈의 연결된 구간을 말한다. 구조상 인체가 힘을 사용할 수 있는 기준이 되는 구간으로, 이는 외부에서 오는 많은 힘에 대해 저항할 수 있다는 뜻이기도 하다.

고관절은 허리와 관련이 없는 것처럼 보이지만 실제로는 아주 큰 연관성을 가지고 있다. 고관절이 정상적인 기능을 수행하지 못한다면 허리를 펼 수 없을 것이다. 이유는 간단하다. 앉아서 생활하는 회사원이 허리를 펴는 과정을 생각해보자. 척추의 위치는 그대로지만 무릎과 고관절이 구부러지는 동작으로 의자에 앉는 동작이 이루어지고, 일어서는 과정에서는 구부러진 무릎과 고관절을 다시 펴는 과정으로 직립이라는 동작을 완성하게 된다.(여기서 허리는 실제로 많은 움직임을 담당하지 않는다. 다만, 지나치게 구부리고 앉아 있을 경우는 제외하였다.) 무릎과 고관절을 구부린 동작과 일어나는 과정에서 허리의 사용량은 그렇게 많지 않다. 의자에 앉았다가 일어나는 동작에서 허리가 아프다는 것은 무릎과 고관절에서 사용해야 되는 근육을 제대로 사용하지

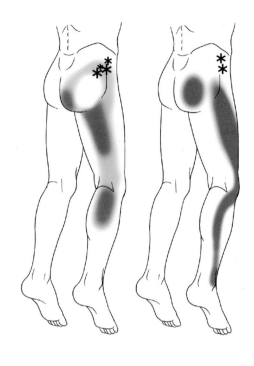

못하고 허리의 과도한 사용을 일으키는 가운데 근육의 피로도가 높아져서 일으키는 통증일 수 있다는 얘기가 된다.

신체가 올바르게 일어서기 위해서는 발목과 무릎이 순차적으로 안정성을 확보하여 안정적인 움직임이 일어나야 하며, 그다음 허벅지와 연결된 고관절이 제대로 사용돼야 두 관절의 부족한 힘을 허리로 전달하지 않는다. 모든 근육은 저마다 각각의 환경에서 사용되어야 하나 혹 사용하는 과정에서 부족한 힘이 생기게 되면 그 힘을 다른 근육에 요청하여 대신 사용하도록 하고, 대신 사용된 근육은 결국 과도한 스트레스를 주기적으로 받게 되는 과정에서 불편함과 통증을 유발하게 되는 것이다.

그렇다면 고관절의 핵심 근육이 어떠한 통증으로 바뀌는지 알아보자.

기초 대사량에 대한 오해

우리가 알고 있는 기초 대사량은 실제와 다소 다른 의미로 해석되고 있다.

피트니스센터에 가면 흔히 근육량을 증가시켜 기초 대사량을 높여야 한다고 말한다. 그래서 아무 것도 하지 않아도 충분히 체지방을 감소할 수 있는 몸의 구조로 만들어야 한다고 말이다. 내가 들은 말 중에 가장 그럴싸한 거짓말이 아닐까 생각한다. 표를 보면서 얘기하자.

[근육량에 대한 잘못된 정보]

조직(중량)	소비 칼로리	사용비율(%)
간(1,550g)	445kcal	19%
신장(300g)	360kcal	15%
두뇌(1,400g)	420kcal	18%
심장(300g)	235kcal	10%
내장(2kg)	300kcal	13%
골격근(28kg)	400kcal	18%
지방(15kg)	80kcal	4%

위에는 기초 대사량에서 사용되는 조직들이다. 간, 신장, 두뇌, 심장, 내장의 경우를 보면 중량이 나와 있다. 그런데 골격근을 보게 되면 나머지 조직들과 약 15~17배 정도 차이가 나는 것을 확인할 수 있다. 하지만 실제 소비되는 기초 대사량에 대한 사용비율을 보면 그다지 차이가 없다. 다시 말해 근육량 1kg당 소비되는 기초 대사량은 약 13kcal이다. 여기서 몇 가지 짚고 넘어가야 하는 사실이 있다. 하나는 근육량의 증대인데, 실제로 근육 1kg을 증가시키는 데 약 2년 정도가 걸린다. 세계선수권대회 에서 금메달을 차지한 김준호 선수의 경우 10년간 5kg의 근육량을 올렸다고 한다. 또 하나는 '근육량' 과 '근비대'는 다른 것임을 알아야 한다. 근육량은 한 가닥의 근섬유가 두 가닥으로 늘어나는 것을 말 하고, 근비대는 한 가닥의 근섬유를 두 가닥의 굵기처럼 두껍게 만드는 현상이다. 근력운동을 진행한 많은 회원이 인바디에서 근육량이 증가하는 것을 확인할 수 있는데, 이는 근육이 근비대를 경험하는 과정에서 생기는 수분의 보충 현상으로 나타나는 것이다. 한 가지 더, 근육 내에도 '근내 지방'이 있

다. 이것을 실제 근육량으로 혼동해서는 안 된다. 체지방이 감소하는 가운데 간혹, 근육량도 줄어든 경우가 종종 있는데, 이는 실제 근육량이 줄었다기 보다는 근내지방이 줄어들었다고 볼 수 있다.

인간이 근육을 사용하여 에너지로 전환시키는 순간은 기아 모드일 때 발생한다. 통상적으로 마른 사람들의 경우 식사 패턴이 정상 성인에 비해 불규칙하거나 한 번 식사 때 폭식하고 과식하는 습관, 그리고 식사와 식사 사이의 시간차가 길 경우에 이런 근육 감소 현상이 발생한다. 그러나 이러한 경우에도 식단에 대한 규칙성과 근력운동을 실시한다면 자극받은 근육이 성장하는 패턴으로 근비대를 통해서 체중 증가와 근육의 발달을 이룰 수 있다.

우리가 운동이나 아무 활동을 하지 않아도 근육이 에너지를 소비하는 것은 아니다. 2년에 1kg 정도의 근육량이 증가한다는 가정하에, 2년간 운동해서 13kcal를 소비하는 형태를 만든다면 이 얼마나 비효율적인 운동이겠는가? 따라서 근육량 증가를 통해 운동을 안 해도 지속적으로 칼로리를 자연 소비하도록 만든다는 개념이 아니라, 근육이 가진 에너지 생산소(나는 이것을 소각장이라 부른다)의 활성화를 높인다는 개념이 더욱 적합하다 하겠다. 우리가 에너지를 생산해야 하는 활동이 일어날 때 이전보다 더 높고 빠르게 소비되도록 에너지 대사 시스템을 학습시키는 것이다.

인간의 대사 과정은 크게 3가지로 나누고 이를 '총 신진대사'라 한다.
• 기초 대사량 = 생명 유지에 필요한 최소한의 칼로리를 소비하는 양
• 소화 대사 = 음식을 섭취하고 흡수하는 과정에서 소비되는 칼로리의 양
• 활동 대사 = 생존 이외에 러닝, 계단 오르기, 등산, 운동 등 다양한 활동을 통해 소비되는 칼로리의 양

우리가 운동으로 소비하는 칼로리의 양은 기초 대사량이 아니고 활동대사이다. 운동을 하는 것은 활동대사의 기준을 높이기 위한 활동이다. 운동은 크게 유산소 운동과 무산소 운동으로 나뉜다. 상황에 따라 무산소가 동원되기도 하고 유산소가 동원되기도 한다는 의미이다. 체지방을 감소시킬 목적이라면 무산소성 대사를 우선 일으키고 난 후 유산소성 운동의 순서로 하고, 근력 향상이 위주라면 근력운동 위주로 실시하되 유산소 운동을 보조로 실시하는 것이 맞다. 경기력 향상이 목적이라면 전신 근력 활동과 인터벌 유산소 운동을 결합하여 진행하는 것이 운동 목적에 맞는 방법이라고 할 수 있다. 운동은 결국 인체가 가진 에너지원을 기반으로 한다. 자신의 목적에 맞게 에너지원의 연소 특성에 따른 운동을 선택하여 진행하는 것이 효과를 극대화할 수 있는 방법이다.

"근육량을 높여 기초 대사량의 증가를 이루면 운동을 하지 않아도 소비되는 칼로리가 절로 높아진다"는 말은 꽤 매력적이지만, 안타깝게도 거짓이다. 아무것도 하지 않으면 아무것도 얻어지지 않는다. 아무것도 하지 않는 다는 건 활동을 하지 않는 것이지 먹지 않는 것이 아니기 때문이다. 움직이지는 않고 먹기만 한다면 과연 체지방이 늘겠는가, 줄겠는가? 판단은 여러분의 상식에 맡긴다.

02 고관절 상시 사용근 ① – 소둔근

좌골신경통인 줄 알았는데 알고 보니 소둔근 문제

그림과 같이 비슷한 증상을 가진 사람들은 통상적으로 디스크 환자에게서 많이 볼 수 있다. 디스크 진단을 받지 않은 사람들 중에서도 좌골신경통과 비슷한 증상을 보이기도 하는데 이러한 느낌 때문에 병원에 가면 좌골신경통으로 오진되는 경우도 있다.

대표적인 증상

1. 바른 자세로 하늘을 보고 누운 자세는 괜찮다. 통증이 발현되는 쪽을 바닥으로 누울 경우 통증이 발생해 옆으로 눕지 못하는 경우도 있다.
2. 의자에 앉았다가 일어나는 과정, 서 있다가 앉는 과정에서 불편함이 있다. 그냥 서 있는 것보다 걸을 때 더 불편하다.

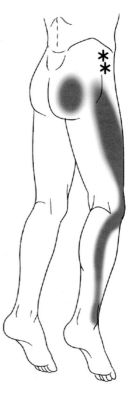

특히 디스크 진단을 받고 걸음걸이가 불편한 사람들이 주로 걸을 때마다 발목의 바깥쪽에 통증이 온다고 얘기를 하는데 이는 소둔근이 가진 통증 범위와 일치한다. 소둔근을 올바르게 관리해준다면 이러한 증상이 감소하는 것을 확인할 수 있다. 허리 디스크 재활운동을 하는 대부분의 회원들은 상담 시 그림과 같은 증상을 호소하였는데, 근막 스트레칭 적용 후 점차 감소되었다.

소둔근이라는 녀석은 고관절과 대퇴골이 연결된 관절의 가장 깊숙이 들어가 고관절이 흔들리지 않도록 꽉 잡고 있는 역할을 한다. 짝다리를 짚는다거나 또는 다리를 자주 꼬는 습관은 한쪽 근육을 비대칭적으로 사용하게 되어 반대쪽과 그 기준이 서로 달라지게 만든다. 이렇게 틀어진 고관절은 균형을 잃어버리고, 잃어버린 균형이 골반의 틀어짐으로 이어진다. 척추는 골반의 중심에 들어가 있는데 골반이 흔들리면 자연적으로 척추도 흔들릴 수밖에 없다.

　고관절 관리는 골반과 더불어 척추를 관리하는 것과 같은 이치다. 다리뼈와 골반이 합쳐진 것이 고관절이다. 골반은 척추가 시작되는 지점으로 고관절의 움직임은 척추의 움직임과 직결된다. 척추는 골반에 끼어 있다고 보면 된다. 다리를 잘못 사용하면 허리가 아픈 이유가 바로 여기에 있다. 허리가 아파서 다리가 저린 증상이 나올 수도 있지만, 고관절의 문제로 다리의 저림 증상이 나타나는 경우가 생기는 것이

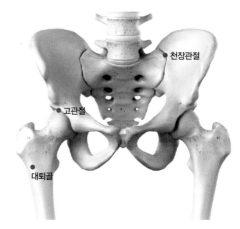

‒ 고관절 : 골반과 대퇴골의 연결 구간
‒ 천장관절 : 골반과 천골 사이의 연결 부위
‒ 대퇴골 : 허벅지 뼈

다. 짝다리를 짚는 습관을 고쳐야 하는 이유다. 그 동작에서 한쪽 고관절로 지나치게 긴장된 근육이 신경을 압박해 그림과 같이 저림증상이 생길 수 있기 때문이다. 다리꼬기, 짝다리 짚기를 아예 안 하면 좋겠으나, 한다고 하더라도 회복과 운동을 함께 한다면 더 심각한 증상을 예방하는 데 많은 도움이 된다. 앞서 설명한 대로 근육은 생활 중에 스트레스를 받게 되는데 이러한 스트레스에 대한 긴장을 풀어주지 않으면 인체는 결국 과도한 긴장으로 더는 사용하기 힘든 조건이 된다.

　긴장이라는 것을 바꾸어 말하면 힘을 쓰고 있다는 이야기가 되는데 힘을 쓴다는 것은

에너지를 필요로 하게 된다. 지나치게 많이 사용한 에너지는 고갈 상태에 놓이게 되고 다음 사용에 앞서 충분하게 회복되지 않은 근육은 부족한 에너지로 인해서 힘을 사용하는 가운데 문제를 일으킬 수밖에 없는 상황에 놓이게 된다. 이러한 현상이 고관절에서 일어나면 다리를 사용하는 데 불편함이 생기거나 그림과 같은 저림 증상을 유발하여 생활에 막대한 지장을 초래하게 된다. 근막동통 증후군이라는 것은 근육에 생기는 통증의 질환으로 생활에 막대한 피해를 주기 때문에 사전 예방 관리가 필수적이다.

그래서 필자는 스트레칭을 적극 추천한다. 반드시 스트레칭을 하고 바른 근육 사용을 몸으로 익혀야 한다. 스트레칭을 통해 생활 속에서 긴장받은 근육을 반드시 풀어줘야 한다. 긴장으로 근육이 짧아지면 우리의 인체는 점점 움직이기 힘들어지는 상황이 반복된다.

소둔근 문제로 인한 증상들

1. 불편한 쪽으로 모로 누우면 통증이 발생한다.
2. 앉았다 일어나는 과정에서 통증으로 인해 한 번에 일어서지 못한다.
3. 누워 있을 때도 편안하지 않으며 똑바로 눕는 것을 힘들어 한다.

이러한 증상이 있는 사람들은 33p에 수록된 스트레칭 방법을 통해서 회복하는 데 도움을 받을 수 있다.

몇 번 하고 나서 별 효과가 없다고 중단하지 말고 최소 한두 달 정도는 하루에 3번씩만 스트레칭을 해보라. 평생을 써야 하는 몸인데 그리고 지금까지 살아온 몸인데 어찌 몇 번에 낫겠는가. 인내심을 가지고 해야 한다.

03 고관절 상시 사용근 ② – 중둔근

소둔근을 감싸고 있는 요통의 핵심 근육

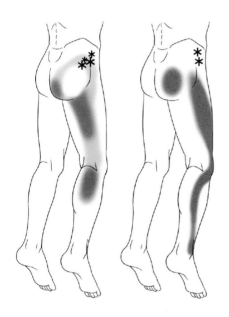

고관절에서 발생하는 근육의 문제로 일어나는 통증이다. * 표시가 한곳으로 집중된 것은 이 부위가 주로 통증을 느끼는 지점이라는 뜻이다. 이러한 증상을 경험하는 사람이 반드시 알아야 할 사실이 있다. 근막통 증후군에서 고관절 근육 중 중둔근이라고 하는 근육이 바로 요통 근육이다. 앞서 설명한 좌골신경통과 같은 증상을 경험하게 하는 근육의 이름은 '소둔근'이었다. 소둔근과 중둔근은 우리가 걸음을 걸을 때 아주 중요한 역할을 한다.

즉, 보행 근육의 핵심이다. 우리가 걸음을 걸을 때 항상 사용되어야 하는 이 근육이 너무 오랜 시간 사용되거나 다리를 꼬는 행동, 짝다리 짚는 습관 등으로 고관절에 스트레스를 일으키고 이러한 스트레스가 통증을 만들어내는 증상을 일으키는 것이다. 통증은 단순하게 아픈 것만이 아니라, 우리에게 보내는 신호이기도 하다.

"당신이 하고자 하는 동작에 필요한 근육이 너무 많은 스트레스를 받고 있으니 충분하게 회복시키고 사용하세요."

이렇게 몸에서 보내는 신호에 대해 원인을 해소하지 않은 채 단순하게 약만 먹고 근육을 다시 사용하게 된다면, 몸은 "어라? 통증이 없어졌네? 다시 써볼까?" 하다가 약효가 떨어지면 "회복도 안 시키고 또 쓰다니…. 죽어라!" 하게 된다. 결국 통증에 가속도가 붙는다.

고관절과 허리는 서로 협력 관계에 있다. 그런데 고관절이 사용되는 과정에서 그 힘을 올바르게 여과(불필요한 힘의 사용 비율을 낮추는 과정)시키지 못한다면 결국 고관절의 부족한 힘은 허리로 전달되게 되고 이는 허리의 과도한 사용으로 과부하가 걸리게 된다. 그로 인해 허리의 스트레스는 더욱 가중되게 되는 것이다. 허리가 뻣뻣해진다는 것은 고관절에서 올바르게 힘을 처리하지 못하고 남은 힘을 허리로 전달하는 가운데 허리에서 더 많은 힘을 사용하다 보니 긴장력이 강해져 나타나는 현상이다. 그 긴장력을 '뻣뻣하다'라고 인지하는 것이다.

근육의 구조상 중둔근이 소둔근을 부채꼴 모양으로 크게 덮고 있는데, 이는 소둔근과 중둔근의 기능이 중복된다는 의미이다. 따라서 소둔근에 통증이 생기면 중둔근에도 이상이 있을 수 있으며, 중둔근에 통증이 생기면 소둔근에도 발생할 수 있다고 이해하면 된다. 두 근육이 서로 같은 작용을 하며 소둔근 전체를 덮고 있는 더 큰 근육이 중둔근이기 때문이다.

중둔근에 통증을 가진 사람의 특징

1. 걸을 때 아프다고 느낀다.
2. 아픈 쪽으로 누워서 잠을 자지 못한다.
3. 의자에 비스듬히 기대고 앉지 못한다. 아픈 부위로 체중이 실리게 되면 통증이 증가하기 때문이다.
4. 다리 길이에 차이가 있는 경우 중둔근을 과도하게 사용하게 되어 요통을 일으킨다.

우리는 일상생활에서 자신의 다리 길이에 차이가 있는지 잘 못 느끼지만 다리 길이의 차이가 요통의 원인이라는 연구 보고가 있다. 이것을 '하지 부동'이라고 하는데 이는 반드시 교정되어야 한다. 하지 부동은 '요방형근' 근육을 설명할 때 자세하게 다루기로 한다.

중둔근 기능 문제는 요통뿐 아니라 천장관절에서도 통증을 만들어낸다. 요통을 관리하는 스트레칭과 운동 방법에 대해서도 자세하게 배워두자. 소둔근과 중둔근을 같이 다루는 이유는 두 근육이 같은 역할에 쓰이기 때문이다. 두 가지 근육을 함께 관리하기 위해 누구나 쉽게 따라 할 수 있는 스트레칭법을 소개한다.

Section 01 고관절 외전 테스트

- 고관절 문제는 가정에서도 책상을 통해 테스트해 보면 쉽게 확인할 수 있다.

- 90도 직각에서 40도 정도가 나오지 않는다면 고관절의 긴장돼 있음을 의미한다. 스트레칭이 필요한 대상자다.

- 사진 2와 같이 정상 범위를 가지고 있다면 운동과 스트레칭의 비율을 5대 5로 설정하면 된다.

- 만약 양발의 각도가 서로 다르다면 비대칭이 일어난 쪽이므로 40도를 기준으로 부족한 부위는 스트레칭을, 지나친 부위는 근력운동을 실시하여 균형을 맞춘다. 양쪽 모두 충분한 스트레칭과 운동을 병행해야 한다.

1. 스트레칭 부족   **2.** 정상 범위   **3.** 양측 불균형

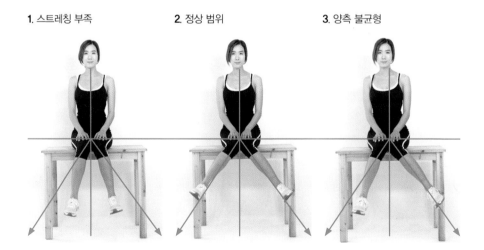

❶ 먼저 한발을 구부려서 세워 놓은 발 위에 다리를 꼬듯이 올린다.

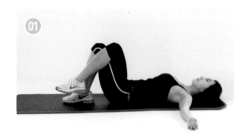

❷ 오른쪽 무릎을 구부려서 가슴 방향으로 끌어올려 준다.

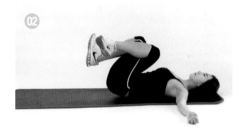

❸ 무릎 위에 올라온 다리의 위쪽으로 그리고 아래쪽 발의 무릎 아래로 양손을 깍지 끼어서 가슴 방향으로 부드럽게 당겨 준다.

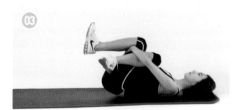

- 단, 너무 힘들다면 억지로 버티거나 강제로 스트레칭하면 안 된다. 한 번에 완벽한 동작을 하려 하지 말고, 시간을 두고 차근차근 시행해야 한다.
- 스트레칭 시간은 1분씩 3~5회를 반복한다.

다양한 각도에서 본 동작

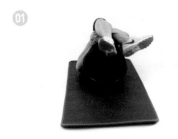

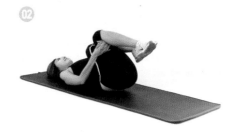

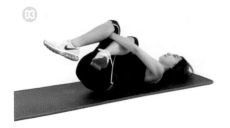

앉아서 하는 스트레칭

❶ 먼저 의자에 앉아 다리를 꼰 상태로 앉는다.

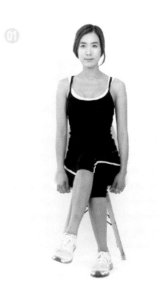

❷ 위로 올라와 있는 발과 아래에 있는 발 사이로 팔을 집어넣고 아래쪽 발 무릎 뒤쪽에 깍지를 낀다.

❸ 위로 올라와 있는 발을 가슴으로 끌어 올리듯이 당기면서 내쉬는 호흡에 가슴을 무릎을 향해서 부드럽게 상체를 숙여 내린다.

● 스트레칭 시간은 1분씩 3~5회 정도 반복한다.

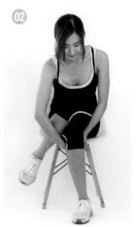
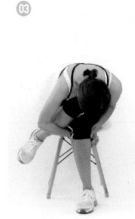

Section 04 | **소둔근 · 중둔근 근력운동 STEP 1**

❶. ❷ 몸이 흔들리는 것을 방지하기 위해 사진처럼 의자를 양옆에 놓거나, 벽에 손을 대고 하면 더욱 안정적으로 할 수 있다.

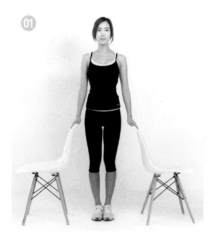
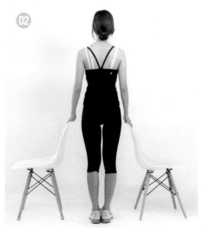

❸ 왼발이 운동되는 기준으로 오른발을 왼발 뒤쪽에 대각선으로 반 보 정도 위치하게 놓는다.

❹ 그대로 다리를 구부리면서 앉는다.

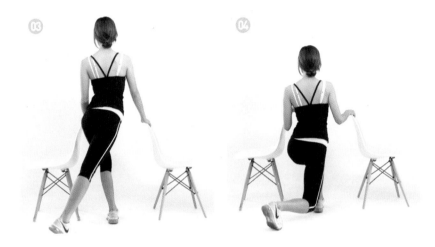

❺. ❻ 그리고 다시 다리를 펴고 전 동작으로 돌아간다. 반대쪽도 같은 방법으로 시행한다.

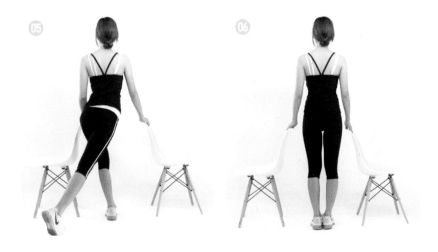

• 20회를 기준으로 번갈아면서 2~3세트 정도 실시하면 된다.

소둔근 · 중둔근 근력운동 STEP 2

❶ 사진과 같이 옆으로 누운 상태에서 아래쪽에 있는 다리를 반 정도 구부려준다.

❷ 쭉 뻗어 있는 다리를 위쪽으로 그대로 올려준다.

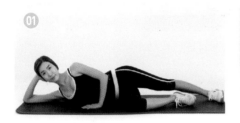
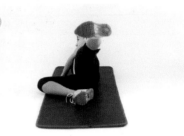

밑에서 본 동작

● 실시 동작은 20회를 기준으로 3세트 반복한다. 세트와 세트 사이의 휴식 시간은 2분 을 넘지 않도록 한다.

소둔근 · 중둔근 근력운동 STEP 3

❶ 양발을 반 정도 구부린 상태에서 무릎을 모은다.

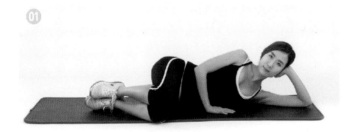

❷ 내쉬는 호흡에 오른쪽 발을 기준으로 무릎을 벌려서 오른쪽 다리를 바깥쪽으로 벌린다.

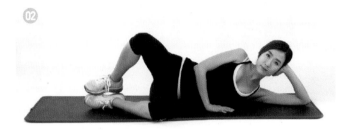

• 20회를 기준으로 3세트 실시한다. 세트와 세트 사이의 휴식은 2분을 넘지 않도록 한다.

• 운동하고 난 후 처음에 했던 근막 스트레칭을 다시 한 번 더 실시한다.

체형 교정의 중요성

체형 교정을 받으러 오시는 여성분들이 가장 많이 하는 이야기다.

"치마가 돌아갑니다." "등이 굽었어요." "목이 일자예요." "허리가 일자예요." "골반이 틀어진 거 같아요." "척추가 휘었어요." "다리 길이가 달라요."

모두 체형의 불균형에서 나타나는 증상들이다. 의학의 아버지라 불리는 히포크라테스는 척추측 만증을 보고 폐의 문제를 설명하였다. 체형 불균형이 신체의 장기에도 손상을 줄 수 있다는 사실을 보여주는 예라고 볼 수 있다. 다리 길이의 차이는 요통을 일으킨다. 신발의 뒷굽 높이가 왼쪽, 오른쪽이 다를 경우 요통이 발현되는 것을 확인할 수 있다. 별것 아닌 것 같은 체형의 불균형은 우리의 일상생활을 힘들게 한다.

흔한 예로 요추의 불균형은 추간판의 압력 기준을 비대칭으로 바꾸고 이 상태로 지속적인 활동을 하면 디스크 추간판 탈출증을 일으킬 수 있다. 척추의 안정성을 확보하고 균형적인 척추를 유지하는 것은 디스크 추간판 탈출증을 예방하는 첫걸음이다. 그러므로 관절 어딘가에서 불편함을 느낀다면 일차적으로 자신의 체형 어딘가에 문제가 있을 거라는 인식을 해야 한다. 활동을 통해 힘을 쓰는 가운데 신체는 비대칭적으로 계속 사용하게 되고, 불균형은 더욱 불균형으로, 불편함에서 통증과 손상으로 이어지게 되는 것이다.

우리의 인체가 한쪽이 아닌 양쪽으로 사용된다는 점을 감안한다면 인체가 사용하는 근육을 바라보는 시각을 한쪽이 아닌 양쪽으로 봐야 한다. 그러나 일상생활에서 사용되는 근육의 기준은 편측, 즉 한쪽으로의 사용이 많아 누구나 비대칭을 가지고 있을 수밖에 없다. 그렇다면 결국 체형 교정을 하는 목적은 비대칭을 줄이는 것이다. 친구가 비만이라고 해서 나까지 비만으로 살아야 할 이유는 없다. 우리 인체는 양쪽이 같지 않다. 하지만 양쪽을 비슷하게 만들기 위해서 노력해야 한다. 이것이 체형 교정의 목적이며, 이렇게 균형을 맞춰 나가는 과정과 함께 다이어트가 이루어져야 한다. 필자가 일하는 센터에서는 다이어트, 근육 증가, 체형 교정, 재활운동으로 치료를 분류하지 않고 이제는 모두를 통합하여 함께 관리한다. 그렇지 않으면 회원 근력의 편차와 체형 불균형으로 인해서 통증이 근본적으로 치료되지 않기 때문이다. 모든 사람에게 균형과 관련된 운동이 가장 우선순위로 적용되어야 한다고 생각한다.

memo

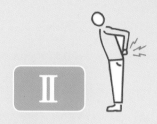

II

허리 통증 두 번째 이야기

고관절 상시 사용근 중 대둔근과 이상근의 근막 통증상

• 발바닥이 타는 듯이 아파요
• 변을 볼 때 통증이 있어요
• 다리가 저려요

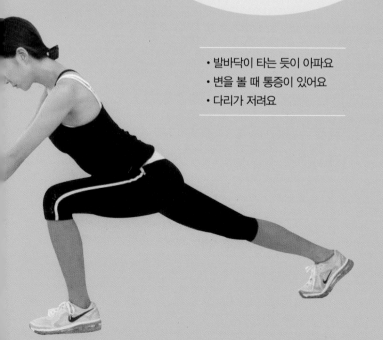

04 대둔근과 이상근

고관절은 외회전을 필요로 한다

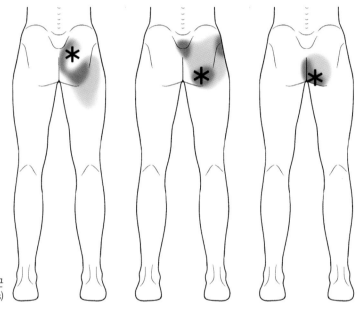

대둔근
(Gluteus maximus)

고관절의 상시사용근인 이상근과 대둔근의 문제는 증상을 그림과 같이 표현할 수 있다. 고관절의 정상적인 방향이 내회전이라고 가정했을 때, 우리가 일상생활에서 사용하는 동작은 고관절의 내회전이기 때문에 고관절을 충분하게 외회전시켜줄 필요가 있다. 사람이 올바르게 일어서기 위해서는 고관절의 정상적인 외회전의 방향이 유지되어야한다. 이상근과 대둔근의 근막스트레칭을 반복적으로 시행하는 것은 사진과 같은 증상이 발현되지 않도록 사전에 예방하는 동작이 되는 것이다. 대둔근과 이상근의 구체적인 문제를 이해하고 이를 바탕으로 스트레칭과 운동이 동시에 적용될 수 있도록 시행하도록 하자.

05 고관절 상시 사용근 ③ – 대둔근

대둔근이 건강해야 허리가 펴진다

허리를 잘 펴지 못하는 사람들에게 나타나는 증상 중 하나가 '대둔근 통증'이다. 대둔근은 체간신전, 즉 숙여진 상체를 펴주는 데 사용되는 골반 근육이기 때문이다. 대둔근을 발달시키는 대표적인 동작이 바로 '스쿼트'이다. 많은 무게를 감당한다는 점에서 이 근육을 '속근(짧은 시간에 강력한 힘을 낼 수 있는 근육)'이라고 생각하기 쉽지만, 대둔근은 '지근(마라톤과 같이 지속적인 힘을 장시간 사용하는 과정에서 쓰이는 근육)'으로 분류된다.

대둔근은 근육의 특성과 기능 그리고 그 구조가 사람의 직립 자세와 직접 연관되어 있다. 올바르게 서는 동작을 하기 위해서는 반드시 대둔근이 필요하다. 쉽게 말해 대둔근은 허리를 펴주는 근육이다.(사실 허리를 펴주는 역할을 하는 다른 근육도 있지만, 그 중요성 때문에 이렇게 표현한다) 피트니스센터에서 가장 많이 배우는 동작이 바로 스쿼트이다. 대둔근은 스쿼트 동작 중 내려가는 동작에서 속도를 조절하는 역할을 한다. 앉는 동작에서 조심스럽게 앉을 수 있는 것은 바로 대둔근이 속도를 조절해 주기 때문이다. 의자에 앉을 때 털썩 주저앉거나, 제대로 앉지 못하는 사람이 있다면 이는 대둔근의 기능에 문제가 생겼다고 해석할 수 있다. 이 근육은 걸음을 걸을 때도 항상 사용되는데, 엎드려서 물장구를 쳐야 하는 수영인들에게 문제가 많이 되는 근육이기도 하다. 대둔근의 위치를 보면 골반의 중간에서 아랫부분의 전체를 감싸 안고 있는 모양이다. 이 근육은 골반의 하부에서 상체를 들어올려 준다.

대둔근 요추 5번, 천추 1, 2번은 척추 신경으로부터 지배를 받는 근육이다 보니 이 근육에 문제가 생기면 디스크와 유사한 증상이 나타나기도 한다.

이러한 증상에는 반드시 스트레칭과 안정화 운동이 적용되어야 한다. 대둔근을 검사하는 간단한 방법으로 일어서서 상체를 숙이고 양손으로 발끝을 잡는 자세를 취해볼 수 있다. 이 검사는 슬굴곡근(허벅지 뒤쪽 근육) 테스트로 알려졌지만, 골반이 대퇴골(허벅지뼈)을 기준으로 잘 회전되는지를 알 수 있어 소둔근과 중둔근을 점검하는 데도 효과적이다.

이 검사를 했을 때 손끝이 발끝에 닿지 않는다면 반드시 스트레칭을 통해서 기본적으로 손끝이 발끝에 닿을 수 있는 지점까지는 지속해서 스트레칭을 해야 한다. 간혹 회원들 중에 "누구나 안 닿는 거 아니에요?"라고 말하는 경우가 많은데 남들이 안 닿는다고 나까지 정상 범위가 안 돼야 할 이유는 없다. 더 정확하게 표현하면, 그들도 그만큼 활동 범위가 제한되어 있다는 의미이고 그러한 사람들이 너무 많다는 것으로 해석하면 된다. 스트레칭은 인체의 움직임을 더욱 활동적으로 만들어 주는 인체 활동이자 운동의 거의 모든 것이라고 해도 과언이 아니다.

06 고관절 상시 사용근 ④ – 이상근

이상근에 이상이 있으면 화장실에서 괴롭다

'이상근'은 앉으나 서나 걸음을 걸을 때나 심각한 요통과 엉덩이 통증으로 우리를 괴롭힐 수 있는 무서운 근육이다. 이 근육의 가장 큰 무서움은 바로 좌골신경과 직접 연관되어 있다는 점이다. 그림과 같이 이상근이라는 근육이 긴장하여 짧아지게 되면 좌골신경통과 유사한 증상이 나타날 수 있다. '이상근 증후군'이라고도 하는데 이 증상은 허리, 서혜부, 회음부(여성의 질), 엉덩이 다리의 후면, 발의 통증과 배변을 보는 과정에서 통증과 이상 감각을 나타내기도 한다.

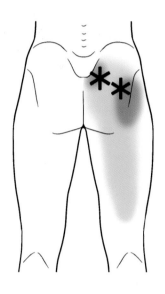

이상근 긴장 정도를 측정해보는 가장 쉬운 방법은 화장실 변기에 1분 이상 앉아 있을 때 다리에 저린 증상이 나타나는지를 살펴보는 것이다. 저림 증상이 나타난다면 반드시 이상근 스트레칭을 통해서 근육이 더 이상 신경을 압박하지 않도록 해야 한다.

이러한 증상은 마사지사나 목욕관리사에게 많이 나타난다. 고객에게 마사지하기 위해서 한쪽 발에 체중을 싣고 상체를 숙이는 과정에서 체중이 실린 한쪽 다리의 이상근이 과도하게 긴장을 받아서 통증을 일으키는 경우가 많다. 만약 그림과 같은 통증이 있다면 반드시 관리가 필요하다.

어떤 사람에게는 특이하게 좌골신경이 이상근을 통과해서 나오는 경우가 있다. 통상적인 사람들이라면 이상근이 좌골신경 아래로 나오는 1번 그림에 해당하지만, 좌골신경이 이상근을 통과하여 지나가기도 한다는 연구 보고가 있다. 이런 사람들의 경우 이상근의 긴장은 통증과 바로 직결되는 것을 의미하기도 한다.

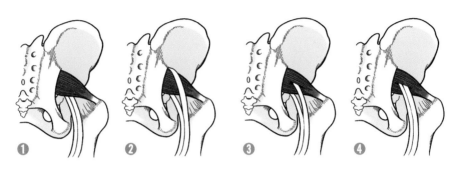

이상근은 인체에서 고관절 안정성을 담당하고 있다. 생활 속 한정된 범위에서 긴장을 일으킨다. 의자에 앉은 자세에서 다리를 벌리는(외전) 자세와 차에서 운전할 때 액셀을 밟는 다리의 각도가 구부러진다든지 오른쪽 무릎의 바깥쪽을 차량 벽에 기대는 자세 등이 바로 이상근을 긴장하게 만드는 자세다. 짧아진 이상근이 좌골신경을 압박하여 이상 증세를 일으킨다. 이렇듯, 이상근이라는 녀석은 좌골신경과 밀접한 연관성이 있다. 좌골신경은 실제 좌골신경통으로 나타나기도 한다. 좌골신경과 연관된 근육에 대한 여러 가지 이상 증상도 일으킨다. 대표적인 증상으로는 허리, 서혜부, 회음부, 엉덩이, 다리의 후면, 다리, 발의 통증 또는 배변 시 직장의 통증 및 여성에게는 성장애나 성교통, 남성에게는 발기부전이 호소될 수도 있다는 연구 보고가 있다. 한 가지 주목할 만한 사실은 여성과 남녀의 성비를 따져 보면 6:1로 여성이 이상근 증후군을 압도적으로 많이 겪는다는 것이다. 트라벨, 사이몬스의 『통증 유발점의 기전과 치료』에 기술된 내용을 보면, 산부인과 전문의 쇼다니아의 진료실에 내원한 450명의 여성 중 8.3%가 이상근이 단단하고 커졌으며 심한 압통을 호소하였고 이것이 요통의 원인이라고 보았다.

또한 이상근은 골반의 천골과 장골 등 골반의 이상 장애도 유발한다. 이상근은 여성에게든 남성에게든 아주 중요한 근육이다. 대둔근보다 깊숙한 곳에 있는 이상근은 대둔근에 의해서 압박성 통증을 가질 수도 있다. 가장 흔한 증상이 요통과 둔부통, 고관절통, 대퇴후면통증이다. 앉았다가 일어나는 동작에서 일어나는 통증도 이상문제로 의심해 볼수 있다. 대둔근과 이상근은 해부학적 방향성이 유사하기에 스트레칭을 함께 실시한다.

대둔근과 이상근 테스트

❶ 골반 전면부의 앞쪽 뼈를 책상 끝에 바짝 붙이고 다리를 떨어뜨린다.

● 지지하는 발끝에 힘을 풀어 주고 발끝이 흔들리지 않게 중심을 잡는다.

❷ 들어올려지는 다리는 무릎을 완전히 펴고, 들어올릴 수 있는 만큼 들어올린다.

● 다리를 구부리고 올리는 동작의 슬굴곡근에 문제가 발생되면 자세를 다시 잡아야 한다.

● 다리를 편 동작으로 수평 지점까지밖에 올리지 못하면 고관절 근육의 스트레칭이 부족한 상태이다.

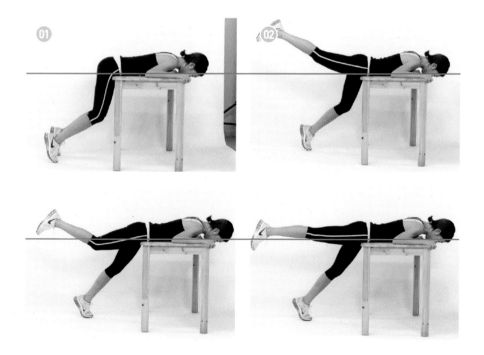

Section 02 — 의자에서 하는 스트레칭

- 먼저 의자 끝에 앉아서 스트레칭하고자 하는 다리의 발목을 반대쪽 발 무릎 위로 올려 양손은 의자 양옆을 잡고, 내쉬는 호흡에 머리부터 부드럽게 숙이는 동작으로, 배꼽이 올라와 있는 다리의 안쪽 방향을 향하도록 부드럽게 상체를 내린다.

- 상체가 다 내려간 상태에서 1분 동안 유지하여 스트레칭하고, 이렇게 3~5회를 반복한다.

- 많은 시간을 의자에 앉아서 생활하는 사람들에게 긴장된 근육을 이완시키는 방법이다.

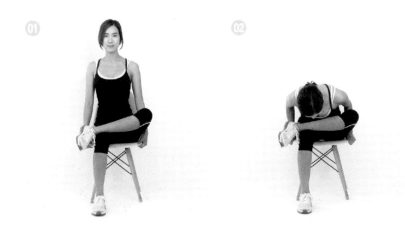

Section 03 — 누워서 하는 스트레칭

- 한쪽 발을 구부려서 세우고, 그 위에 반대쪽 발의 발목이 무릎 위를 교차하도록 올린다.

- 한 손은 다리 사이에 넣고, 다른 한 손은 위로 무릎을 깍지 끼고 가슴으로 끌어당긴다.

- 1분을 기준으로 3~5회를 실시한다. 세트와 세트 사이의 휴식 시간은 1분을 넘지 않도록 한다.

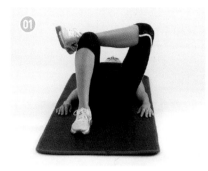

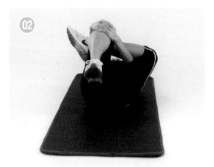

무릎 꿇고 하는 스트레칭

- 무릎을 꿇은 뒤, 한쪽 발을 무릎 꿇은 다리의 무릎 위로 교차하여 올려 준다.

- 내쉬는 호흡에 상체를 숙이면서 가슴이 바닥을 향해 천천히 내려준다.

- 1분을 기준으로 3~5회를 실시하며, 세트와 세트 사이의 휴식 시간은 1분을 넘지 않도록 한다.

- 바닥을 지지하는 다리의 무릎 아래로 이불 또는 매트를 깔고 실시해야 무릎이 덜 아프다.

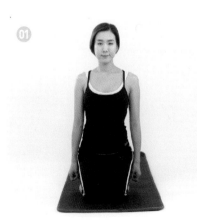

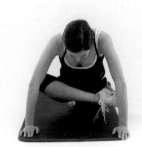

통증이 사라지면 완치다?

안타깝게도 요통은 완치가 없다. 의자에 앉아서 일하고, 누워서 자고, 일어서서 걷는 사람 누구나 요통이 생길 수 있다. 인간은 누워도, 엎드려도 허리가 아프고 오래 앉아만 있어도 허리가 아프다. 걸어 다니기만 해도 허리가 아프다. 허리는 정말 예민한 부위 중 하나이다.

대부분의 사람들은 허리가 아프면 진통제를 먹거나 본인 스스로 깨달은 방법으로 며칠 정도 관리하다가 통증이 사라지면 다시 예전 습관을 반복하게 된다. 약물, 찜질방, 운동 기구 거꾸리, 근력운동, 스트레칭 등 정말 각양각색으로 자신만의 방법을 동원하고 주변 지인들에게 들은 정보들을 자신의 몸에 실험하여 통증이 더 심해지면 하지 않고 나아지는 것 같으면 지속적으로 진행하여 관리하는 모드로 전환하게 된다. 정말 투철한 실험정신이자 희생정신이라 말하고 싶다. 안타까운 사실은 이렇게 다양한 방법을 동원하여 통증이 조금 줄어들고 잘 느끼지 못하는 정도가 되면 관리 모드는 다시 사용 모드로 바뀌게 된다는 것이다. 이러한 상태가 여러 번 반복되면 통증이 가중되고 근육 문제의 심각성은 더욱 커진다. 그렇게 문제가 커지고 나서야 병원에 가서 정밀 검사를 받아보거나 시술을 받는 등 해결책을 찾기 위한 노력을 한다. 간혹 의사 선생님의 조언으로 "수술보다 운동을 하세요."라는 말을 들으면 피트니스센터에 가서 무작정 운동을 시작하지만, 어떤 운동을 어떻게 해야 하는지 알지 못하고 어렵게만 느끼게 된다. 인터넷도 너무 많은 정보로 어떤 운동이 나한테 좋은지 알기란 쉽지 않다. 병원에서 프린트해준 운동을 해도 오히려 더 아프기만 하고, 코어를 발달시키려고 운동했다가 되려 다시 누워버리는 사건이 생기면 이전보다 운동에 대한 두려움은 더욱 커지게 된다. 사실 병원에서 추천해준 운동과 방법들은 잘 안 하게 되는 게 현실이다.

피트니스센터에 있는 퍼스널 트레이너들에게 물어봐도 쉽게 답을 얻을 수가 없다. 사실 요통은 근육의 기능학적 문제다. 허리를 부여잡고 "숙이지를 못하겠어요.", "허리를 펴지를 못하겠어요."라고 얘기한다. 근육은 매일 피로회복을 원하며 이렇게 회복을 희망하는 근육은 한두 개가 아니다. 그래서 매일 운동과 스트레칭을 병행하여 관리해야 한다. 허리가 아파 재활운동을 해서 좋아지니, 이제는 목이 아프다고 하는 경우도 있다. 이러한 경우 사람들은 병이 돌아다닌다고 표현하지만, 사실은 둘 다 손상과 통증이 있는 상태에서 가장 아픈 곳을 먼저 표현하는 인체의 표현 방식 때문이다.

허리가 아프다고 허리에만 문제가 있겠는가? 척추는 머리까지 연결되어 있다. 아픈 곳이 아니라 전체적인 관리가 필요한 것이다. 허리가 아프다고 허리만 치료할 경우 그때뿐이라는 얘기가 나온다. 직립 보행하는 인간은 발목부터 관리가 잘 되어야 한다. 발목의 문제는 무릎의 문제를 발생시키고, 무릎의 문제는 고관절을, 고관절은 허리의 문제를, 허리는 어깨의 문제를, 어깨는 목의 문제를 자연 발생적으로 연결시켜 상황을 악화시킨다. 재활운동은 단순히 시술이나 약물처럼 한 번 하고 나서 효과가 바로 나오는 것이 아니라 회복하는 데 충분한 시간이 필요하다. 스스로 잘못 학습된 근육의 활동 방법과 습관, 그리고 힘 사용을 다시 재설정하여 바꿔주는 것이 필요하다. 아무리 많은 운동을 한다고 하더라도 인체가 받아들이고 변화하는 데에는 상당한 시간이 필요하다. 운동선수가 되겠다고 24시간 운동한다고 한들 다음 날 바로 체력이 좋아지겠는가? 끙끙 앓아눕기만 할 뿐이다. 운동은 개개인의 편차와 생활 패턴에 따라 서로 다른 방식으로 진행되어야 한다.

의자를 이용한 대둔근 근력운동

근력운동 1

❶ 양손으로 의자 양옆을 잡고 양발을 뒤
로 뻗어서 푸시업하듯이 자세를 유지
한다.

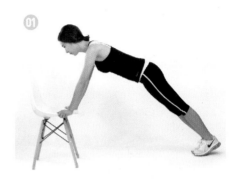

❷, ❸ 오른발이 오른손 옆으로 와서 90도 각도가 되도록 부드럽게 내려간 후 다시 처음
자세로 되돌아간다.

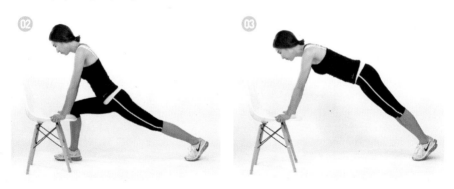

❹, ❺ 왼발이 왼손 옆으로 와서 90도 각도가 되도록 부드럽게 내려간 후 다시 처음 자
세로 되돌아간다.

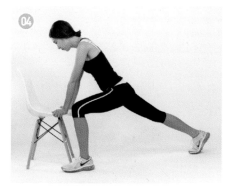

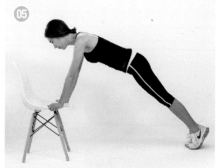

- 이 동작은 고관절의 유연성을 높이고 근육의 열을 내기 위함인데, 양발을 뒤로 뻗는 과정에서 복부의 긴장력이 더해져 허리를 지지하는 근육의 힘도 기를 수 있다. 여기서 중요한 것은 한쪽 발이 옆으로 오는 동작에서 뒤로 뻗은 발의 무릎을 쭉 펴는 것이다.

- 이 동작은 횟수가 아닌 시간으로 진행된다. 2분 동안 실시하되, 처음에 너무 힘들면 1분으로 시작하여 점차 늘린다. 3세트를 기본으로 한다.

근력운동 2

❶. ❷ 의자에 양발을 모으고 양손으로 의자 양끝을 잡고 오른발을 약간 대각선 방향으로 쭉 뻗어준다.

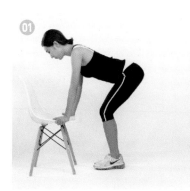

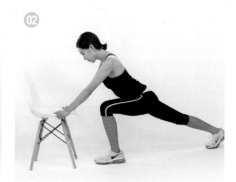

❸. ❹ 반대쪽 발도 같은 방법으로 실시한다.

뒤로 뻗는 다리의 길이를 너무 길게 하여 무릎이 중심에서 뒤로 이동하지 않도록 주의해야 한다.(정상 지점은 수직 중심에서 약간 앞에 있는 것이다)

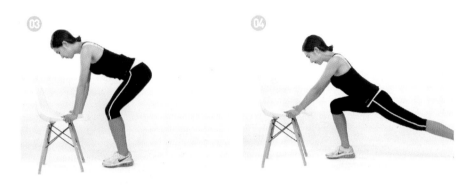

● 이 동작은 앞에서 한 동작을 반대로 하는 동작인데 앞에서 했던 동작은 복직근에 좀 더 많은 지지를 한 활동이라면 본 동작은 고관절의 비중을 높여 사용하는 고관절 유연성 운동이다. 아울러 이 두 가지 동작은 허리의 근육을 함께 사용하여 허리를 올바르게 펴주는 역할을 한다.

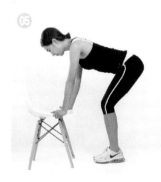

● 이 운동은 약 2분을 기준으로 실시한다. 처음에는 1분씩 점차 늘리는 방향으로 2분 동안 실시하며, 3세트를 기준으로 한다.

허리가 아플 때는 약을 처방받는다?

너무 아프면 통증을 잊을 수 있도록 약을 처방받아 먹는 것은 당연하다. 통증을 참는 것이 얼마나 고통스러운지 필자 역시 경험을 통해서 알고 있다.

하지만 한 가지는 분명하게 알아야 한다. 근육은 관절을 움직이는 기준이 된다. 즉 근육 없이 관절은 움직일 수 없으며, 인체의 모든 움직임은 각 근육의 활동이 서로 합해져 일어나는 것이라 할 수 있다.

약을 먹는 것은 잠시 통증을 잊게 할 수 있으나, 요통의 특성상 대부분 뻐근하다 느껴지는 경우가 많아서 약을 먹고 통증이 가라앉으면 다 나은 줄 알고 일상생활로 되돌아가는 것이 문제이다. 즉, 통증을 일으키는 근본적인 문제를 보완하고 회복시키며 활동에 돌입해야 하는데 그렇지 않은 상태에서 생활로 복귀하다 보니 요통의 반복이 지속적으로 발생되는 것이다.

요통이 있는 대부분의 사람들은 허리를 움직이는 과정에서 조심하거나 자제하는 것을 볼 수 있다. 이런 상태는 상체를 숙이거나 세우고 허리를 뒤로 펴고, 그리고 옆으로 돌리는 근육들이 시간이 지나면 지날수록 더욱 제한받게 되고 굳어진다. 제한된 움직임 안에서 급작스럽게 더 큰 움직임을 사용하는 날에는 급성요통 또는 심각한 통증을 경험하게 된다.

우리가 움직일 수 있는 건 근육이 있기 때문이다. 반대로 우리 몸의 움직임이 원활하게 일어나지 않는 것 또한 근육 때문이다. 생활 중 수시로 스트레칭과 운동을 통해 근육이 불안함을 느끼지 않도록 발달시켜야 한다. 스트레칭과 운동으로 학습된 근육은 해당 동작을 기억하며 적응하게 된다. 이렇게 적응된 근육은 내가 활동하려는 움직임을 더욱 수월하게 할 수 있도록 만들어준다. 이런 현상을 사전에 미리 인지시키는 것이 운동이라 할 수 있다. 다만, 근력운동이 필요한 근육과 회복이 필요한 근육은 사람마다 차이가 있으므로 운동을 먼저 적용해야 할지 회복을 먼저 적용해야 할지는 스스로가 먼저 아는 것이 가장 중요하다.

결론적으로 약물이라는 것은 통증의 인지를 낮추는 데 사용되는 것이지, 통증 자체를 사라지게 하는 것이 아니다. 해답을 약물에서 찾지 말고 근육의 올바른 회복과 움직임으로 찾아야 한다는 것을 다시 한 번 강조하고 싶다.

memo

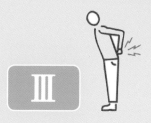

III

허리 통증 세 번째 이야기

허리 상시 사용근 중 요방형근 통증상

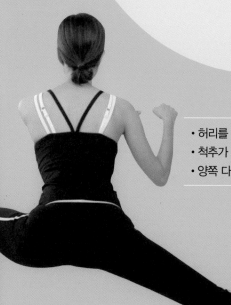

- 허리를 옆으로 숙이는 게 어려워요
- 척추가 S자로 휘었어요
- 양쪽 다리 길이가 달라요

07 허리의 상시 사용근 ① 요방형근

허리 움직임을 책임지는 요방형근을 자유롭게 하라

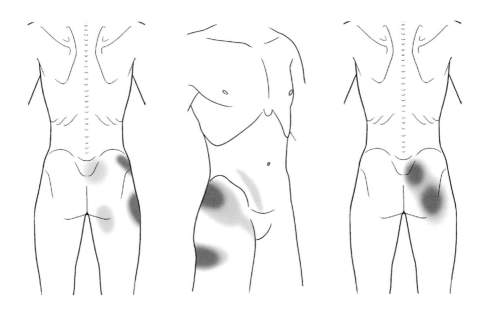

요방형근은 골반과 허리뼈 그리고 갈빗대(늑골)를 연결하는 교각과 같은 역할을 담당한다. 이 근육의 핵심은 허리를 옆으로 숙이는 동작에서 허리뼈의 정상적인 외측 굴곡(옆으로 숙임)이라는 동작이 가능해지도록 하는데 이 동작 외에도 허리를 펴고, 몸통을 회전시키는 동작에서도 사용된다. 문제는 허리가 정상적으로 펴 있는 상태에서 외측 굴곡 방향으로 사용되는 근육인데, 대부분의 생활이 허리를 숙이는 상태(요부의 후만)이기 때문에 옆으로 숙이는 동작 또는 회전하는 동작을 하게 되면 추간판에 불필요한 압박을 제공하게 된다.

요방형근을 이해하고 관리하는 것은 궁극적으로는 추간판의 압력을 낮추고 생활에서는 몸통을 돌리고, 허리를 펴고, 옆으로 숙이는 동작에서 허리가 정상적인 움직임이 가능해지도록 하는데 있다.

'요방형근'은 인체에서 하는 역할이 정말 많다. 허리를 숙였다 펼때 옆으로 숙이고, 회전시킬 때 모두 사용되는 근육이다. 만약 허리를 회전시키거나, 앞으로 숙이고, 옆으로 숙이는 게 안 될 때는 요방형근의 이상을 의심해야 한다. 요방형근은 숨을 들이쉬고 참는 동작에서 힘을 줄 때(배변 또는 운동 시) 사용되는 근육이다. 나는 이 녀석을 표현할 때 교각의 중심과 다리를 이어 주는 철제빔이라고 표현한다. 즉, 다리는 골반이 되고, 다리 중심에 있는 축은 척추, 철제빔은 요방형근이 되는 것이다.

이 철제 빔은 다리의 중심축에서 교각의 양 측면의 흔들림을 중재하는 역할을 담당할 것이다. 요방형근도 이와 같다. 요추에는 흉추와 같은 늑골이 없기 때문에 인체는 더욱 불안정한 상태에 놓인다. 따라서 요부에는 근육이 다양하게 엮여 있는데 이러한 근육의 불균형이 생기면 허리가 S자로 휘어지는 척추측만을 만들기도 하고 C 형태의 측만을 만들기도 한다. 특히 골프 선수와 야구 선수들, 또는 골프와 야구를 즐기는 사람들한

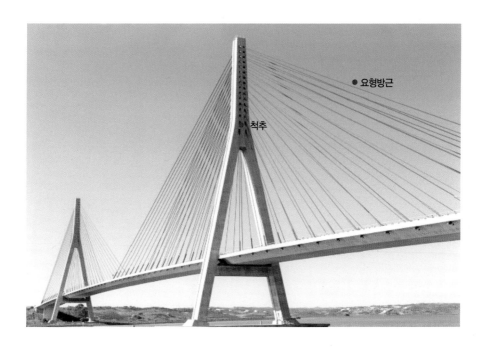

테서 허리 통증을 자주 찾아볼 수가 있다. 이유는 한방향으로만 허리를 회전하는 상태로 운동량이 많다 보니 발달하는 쪽과 약해지는 쪽이 생겨 척추의 불균형이 생기는 것이다. 그래서 한방향 회전의 운동량이 많은 선수들은 반드시 요방형근 스트레칭과 더불어 균형을 갖춘 근력운동을 통해 균형을 맞추고, 유지하도록 노력해야 한다. 척추가 영양소를 공급받는 원리는 허리의 비틀기 작용에 의해서이다. 그런데 요통이 있으면 허리를 비트는 동작을 쉽게 할 수 없다. 따라서 허리의 영양소가 고갈되는 상태로 놓이게 되면 척추의 영양 상태는 기아 상태에 이르게 된다. 추간판이 필요한 영양소를 공급받지 못하면 점점 더 약해진다. 약해진 추간판과 허리 주변 근육의 동반 약화는 조금씩 활동의 폭을 제한하고 더욱 약하게 만드는 악순환을 일으킨다.

요방형근은 '하지 부동'(다리 길이 차이)이라는 증상을 만들어내는 근육이기도 하다. 요방형근의 문제로 하지 부동이 관찰되는 사람들에게 요방형근 스트레칭을 실시하게 되면 다리의 길이가 곧바로 교정되는 것을 확인할 수 있다.

의자에 오래 앉아 있는 사람은 허리를 구부린 채로 앉아 있다 보니 요방형근이 자연스럽게 늘어난 상태다. 하루 몇 시간씩 앉아 있어야 하는 사람들은 허리가 앉아서 숙이는 동작에 대한 근육의 기억력이 더 높아 허리를 펴는데 제한을 받게 되는 것이다. 그래서 허리의 전체적인 가동 범위, 즉 좌측 우측 숙이는 동작, 펴는 동작, 회전하는 동작에 대한 범위를 확인해야 한다. 이 근육은 작든 크든 허리의 모든 움직임에서 사용된다. 앞으로 상체를 숙이고 생활하는 패턴은 요방형근에 이완성 긴장(허리가 늘어난

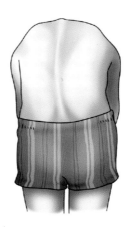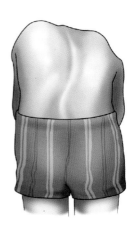

허리가 C자와 S자로 휘어진 척추측만

상태에서 힘을 받는 경우)을 일으킨다. 이렇게 긴장된 근육은 지속적인 피로감을 느끼게 되고 피로감을 느낀 근육은 결국 사용하는 데 제한이 될 수밖에 없다. 수면이 부족한 사람이 팔팔하게 활동할 수 없는 이치와 같다. 결국 근육도 쉴 수 있도록 해줘야 한다. 근육의 쉼은 자신이 가지고 있는 적정 길이를 확보하고 그 길이에 따른 영양소와 근력운동을 통해 유지하고 발달하는 과정에서 이루어진다. 수면 시 나오는 호르몬이 근육 회복을 돕는다.

늑골(갈비뼈)의 10, 11, 12번째에서 장골능이라는 골반선과 서로 가까워지는 동작인 사진 A를 보면서 의자에 앉는 습관을 점검해보자. 이렇게 앉아 있으면 늑골과 골반이 가까워져, 일어나는 과정에서 긴장 받은 근육을 추가적인 힘으로 늘려야 하므로 허리가 과한 힘을 받게 된다.

사진 A   사진 B

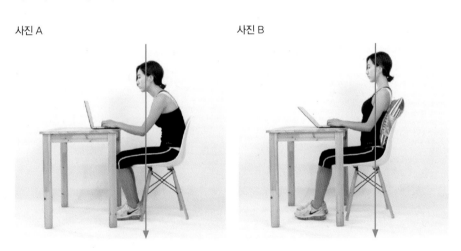

사진 B는 반대로 골반이 서로 멀어지는 동작이다. 허리를 펴고 앉게 되면 추가적인 힘으로 늘릴 필요가 없게되어 다리의 힘만으로도 충분히 일어나는 동작이 가능해진다. 따라서 허리를 구부린 채로 오랜 시간 유지하게 된다면 수축성 긴장(근육이 짧아진 상태에서 받는 긴장)이 생겨 허리를 펴는 데 제한을 받게 되고 추간판의 압력은 자연스럽게 증가하게 된다. 증가한 추간판의 압력은 척추의 후면에 있는 신경 쪽으로 쏠리게 되고, 이렇게 증가한 추간판의 압력이 해소되지 않고 지속해서 발생할 경우 디스크(추간판 탈출증)로 이어질 확률이 높아지게 된다.

요통은 누구나 한 번 이상은 경험하며, 경우에 따라서 추간판 탈출증으로 이어지기도 한다. 앞서 설명한 내용 중 가장 중요한 점은 추간판의 압박이 디스크 탈출을 일으키는 시작이라는 사실이다. 그렇다면 디스크는 무엇이고, 디스크의 압박은 왜 일어나는 것일까.

추간판의 기능은 중력과 인체 반작용을 완충시켜 척추를 보호하는 데 있다. 그런데 의자에 앉아 상체를 숙이는 동작을 지속하면 허리를 전만이 아닌 후만으로 만들게 되고, 이렇게 후만된(상체가 숙인) 상태에서는 내·외복사근과 복횡근이라는 근육이 골반 앞쪽으로 숙여짐에 따라 늑골(갈비뼈)이 골반과 가까워진다. 문제는 이러한 동작을 유지한 채 일어서는 과정에 있다. 척추의 후면은 서로 가까워져야 하는데 상체를 숙이고 앉는 동작이 척추와 척추의 사이 면을 멀어지게 한다. 이 상태에서 추간판이 넓어진 척추의 사이 면으로 이동하게 되고, 이렇게 추간판 탈출이 일어나는 과정에서 수핵이 신경을 침해하게 되는 것이다. 신경이 내려가는 과정에서 수핵이 신경의 경로를 막고 그 밑에 있는 신경과 연관된 근육들이 연관통과 더불어 저린 증상을 느끼게 되는 것이다.

추간판 탈출의 시작은 압박이다. 그림을 보면 요방형근의 주된 기능으로 옆으로 몸을 숙이는 측방굴곡에 대한 움직임 모형도를 보여 주는데, 이렇게 한쪽으로 척추가 기울어지게 되면 허리는 추간판 한쪽이 눌리게 되는 현상이 발생한다. 물론 정상적인 추간판 높이가 있는 사람이라면 문제가 되지 않는다. 하지만 오랜 시간 의자에 앉아 있는 사람은 한쪽으로 긴장받은 근육에 의해 균형이 무너져, 결국 추간판의 불균형 압박으로 이어지게 된다.

모든 사람이 이와 같은 경우에 해당하는 것은 아니지만, 요방형근의 문제로 이러한 경우가 생길 수 있다. 옆으로 숙이는 동작이 잘 안 될 경우 허리의 압박을 받고 있다고 볼 수 있다.

척추의 정상적인 만곡은 A와 같이 척추의 곡선을 가지고 있지만, 의자에 앉아서 상체를 숙이고 업무를 하는 동작은 허리의 곡선이 뒤로 향하게 된다. 그래서 앉아서도 허리를 펴고 앉는 습관이 중요하다.

요방형근의 문제는 허리의 통증보다 고관절에 더 통증을 일으킨다는 사실이다. 그래서 통증이 나타난다면 반드시 요방형근을 스트레칭하고 운동시켜 안정성을 갖추도록 노력해야 한다.

만약 대부분의 생활을 회사에서 컴퓨터와 함께 생활을 한다면, 의자를 이용하여 실시하는 스트레칭 방법으로도 적용해 볼 수 있다.

근막 트레칭은 서서 하는 스트레칭이 어려운 상황일 때 의자를 이용하여 실시해 볼 수 있다.

우리가 의자에 앉아서 허리를 세운다고 꼿꼿이 허리에 긴장을 유지한채 일을 시작하지만, 30분도 되지 않아서 허리가 굽는 것을 보게 된다. 이러한 현상은 허리가 지속적으로 서 있으려는 힘에 대해서 척추기립근의 지속적인 긴장이 허리를 더욱 더 불편하게 만들기 때문이다. 더불어, 허리를 꼿꼿이 세우는 동작은 정상적인 척추의 모습이 아닌 일자허리에 가깝다. 따라서 구부러진 허리에 대한 동작으로 인해서 긴장받는 근육의 구조가 스트레칭

허리의 뒤쪽
B

후반　　　　　전반

A
허리의 앞쪽

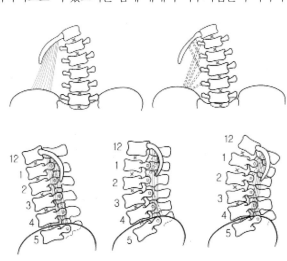

을 통해 조금씩 줄어들 수 있도록 해야 한다.

본 동작을 실시할 때는 약 1분 정도를 기준으로 실시한다.

처음 실시하는 과정에서 호흡이 어렵다면 20초씩 나눠서 실시하면 좋은 효과를 볼 수 있다.

Section 01 요방형근 테스트

요방형근은 좌우 측면으로 숙였을 때, 머리 뒤로 올린 팔의 팔꿈치가 수직을 이룬다면 정상 가동 범위이다.

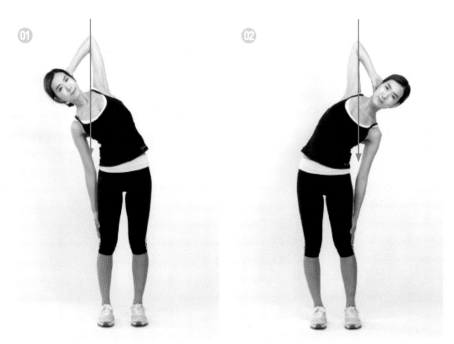

허리 회전 테스트

허리를 회전할 때는 양손을 사진처럼 교차시켜 양손 끝이 팔꿈치 끝에 있어야 한다. 양쪽으로 회전하는데, 오른쪽으로 회전 시 왼쪽 팔꿈치가 수평이 되는 시점까지 회전된다면 정상 범위의 움직임이 가능하다고 볼 수 있다.

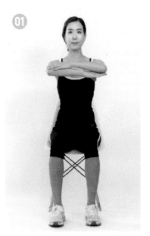 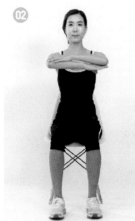 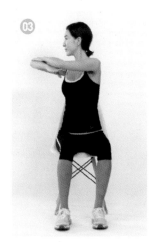

누워서 하는 요방형근 스트레칭 1

요방형근은 허리의 모든 움직임에서 사용되는 근육이지만 핵심 활동은 허리를 옆으로 숙이는 동작이다. 그래서 요방형근의 스트레칭은 대부분이 옆구리를 늘려주는 스트레칭으로 이루어진다. 3가지 방법으로 스트레칭을 할 수 있는데, 이 모든 동작이 서로 다른 근육의 구조를 실시하는 동작이므로 꼭 차근차근 해야 한다.

• 누웠을 때, 허리 아래에 적당한 높이의 베게 또는 요가 매트를 살짝 말아서 허리가 전만이 되도록 한다.

- 사진처럼 다리를 90도 각도로 만들고, 반대쪽 손을 구부린 다리의 무릎 바깥쪽에 놓는다.

- 다리를 반대쪽 방향의 수평으로 이동한다. 좌우 번갈아 실시한다.

- 오른발을 올릴 경우 오른쪽 허리의 요방형근이 스트레칭이 되면서 외복사근도 함께 스트레칭된다.

- 한 동작에 1분을 기준으로 약 3~5회 반복하면 된다.

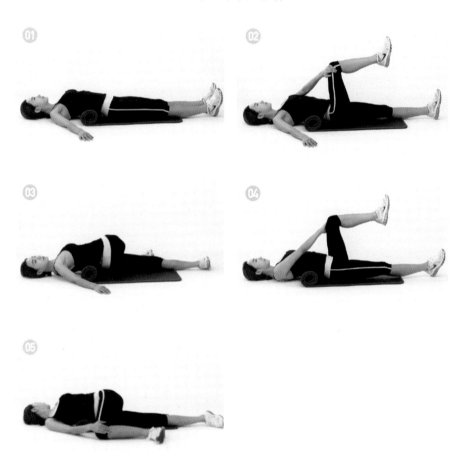

누워서 하는 요방형근 스트레칭 2

앞선 스트레칭 동작에서 허리에 통증이 있었다면 이 동작은 빼고 다음 동작으로 넘어가야 한다. 평소 통증이 심하지 않은 사람은 무리가 없지만, 요통이 있는 상태라면 조심스럽게 접근해야 한다.

이 스트레칭은 왼쪽 옆구리를 늘려주는 스트레칭이다.

● 바른 자세로 엎드린 상태에서 왼손은 대각선 위쪽으로 쭉 뻗어주고, 시선은 왼손을 바라본다. 오른손은 오른쪽 대각선으로 내려준다.

● 왼쪽 다리를 반대쪽으로 천천히 넘겨서 오른쪽 다리로 왼쪽 다리의 무릎에 올려 왼쪽 다리가 떨어지지 않도록 유지한다.

● 스트레칭 시간은 1분을 기준으로 3~5회를 반복한다.

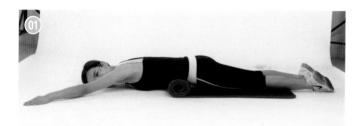

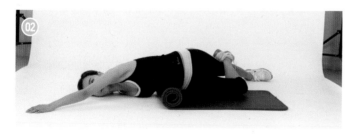

고관절에 통증이 있는 분이 이 동작을 하게 되면 다리의 움직임을 지지하고 있는 오른쪽 고관절(사진 기준)이 눌려 불편함을 느끼게 된다. 이때는 앞서 설명한 중·소둔근 스트레칭으로 풀어주고 실시하면 불편함 없이 할 수 있다.

요통은 완치가 없다

필자는 '완치'와 관리에 대한 나름의 정의를 갖고 있다. 물론 이는 사전적 의미를 기준으로 한 것이다. 사전적 의미로 '완치'는 '병을 완전히 낫게 함'이라고 하며, 관리는 '시설이나 물건에 대한 유지 및 개량'을 의미한다. 즉, '완치'는 '완전한 상태'를, 관리는 '불완전한 상태'를 의미한다. 허리 디스크를 포함한 대부분의 요통은 완치의 개념이 아니라 관리의 개념으로 인식해야 한다. 평상시 근육의 컨디션 관리를 통해 좋아지다가도 생활 패턴이 불규칙해지면 근육의 균형성이 다시 무너져 이전과 같은 통증을 경험할 수 있기 때문이다.

요통이 있는 상태를 절대 방치해선 안 된다. 수많은 요통 환자를 회복시키면서 갖게 된 확신 중 하나는, '요통 → 심한 요통 → 추간판 탈출증'이라는 순서가 분명하다는 것이다. 대부분의 회원이 가벼운 요통에서 극심한 요통을 경험한 후에야 디스크 진단을 받았다. 모든 사람이 이러한 순서로 가는 것은 아니지만, 대부분의 요통 환자들이 오랜 시간이 흐른 뒤에 허리 디스크 진단을 받는다.

『정형외과학』이라는 의학 서적에서는 디스크 환자 중에 수술이 필요한 경우를 10% 미만으로 보고 있다. 의사의 권고에 따라서 수술이 필요할 수도 있으나 무차별적인 수술을 해서는 안 된다는 것이다. 권하는 것은 의사이나 책임은 환자 본인이 져야 하기 때문이다. 요즘에는 수술보다는 보존 치료를 권장하는 병원들이 늘어나고 있다. 수술이 아니더라도 다양한 시술과 약물요법, 견인과 스트레칭 온열 요법 등 다양한 보존치료에 대한 방법들이 나와 있다. 필자는 스트레칭과 운동요법 그리고 마사지를 통해 환자를 회복시키고 있다. 단순한 스트레칭이 아니라 각각의 근육을 올바르게 스트레칭하는 '근막 스트레칭'으로 근육의 불균형을 최소화시킨다. 이 과정에서 근육과 관절 그리고 인대는 스트레스를 최소화하는 방법을 배우게 된다. 비수술로 진행되는 자가 회복을 이용한 방법이라는 것이 장점이지만, 단점은 그동안 하지 않은 스트레칭과 운동을 하기 위해 많은 시간을 필요로 한다는 점이다. 단순히 며칠 운동한다고 좋아지는 부분이 아니기 때문이다. 근육이 새로운 활동과 환경에 적응하는 데 최소한 3~6개월 정도가 요구된다.

사람마다 회복 시점이 다르기 때문에 3개월 안에 회복되는 사람이 있는가 하면, 어떤 사람은 1년이 걸리기도 한다. 선택은 스스로 하는 것이지만 수술은 가장 마지막에 해도 늦지 않다고 생각한다.

물론 여기에는 의사의 진단이 필수적이다. 필자가 회복시키는 디스크 환자의 대부분은 의사의 진단과 처방을 전제로 한다. 운동요법으로 회복이 가능할 것 같다고 하는 분들은 의사의 소개로 찾아오거나 지인의 소개, 또는 검색을 통해서 찾아오는 경우이다. 약물과 운동요법을 병행하고자 하는 경우에도 찾아온다.

허리의 통증은 삶의 질을 엄청나게 떨어트리므로 평생 동안 관리되어야 한다. 걷는 게 힘들고, 다리가 저리고, 그로 인해서 생활이 불편해지면 인생이 점점 더 우울해질 수밖에 없다. 수많은 사람들이 허리 디스크로 우울증이 동반되는 것을 봐온 필자로서는 여러분에게 허리가 더 아프기 전에 집에서라도 꼭 스트레칭을 통해서 회복하는 데 시간을 투자하라고 말하고 싶다.

일어서서 하는 스트레칭

본 스트레칭은 내복사근과 요방형근을 직접적으로 스트레칭하는 동작이다.

벽만 있으면 가능하다. 특히 이 스트레칭은 허리가 아프지 않은 상태에서도 하루 3번 정도만 실시해도 허리에 전달된 스트레스를 감소시키는 데 도움이 많이 된다.

❶❷ 먼저 한 손을 벽에 지지하고 선 다음, 오른손을 들어서 천천히 옆으로 숙이는 동작을 취하고 오른손을 벽을 향하여 부드럽게 넘긴다.

❸ 좀 더 자극을 느끼고 싶다면 위에 있는 두 손을 가까이한다. 근육의 길이가 더 늘어나면서 스트레칭이 더욱 강력하게 일어나기 때문이다. 그러나 처음에는 가볍게 실시하여 점차 늘려가는 방향으로 진행해야 한다.

앞에서 보는 동작

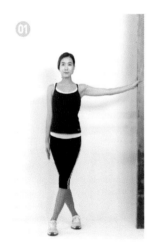
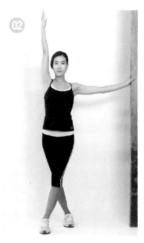
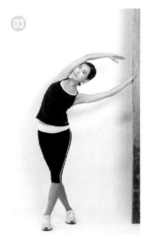

• 스트레칭 시간은 1분을 유지하되 힘들다면 억지로 버티지 말고 1분까지 늘릴 수 있도록 점차 반복하여 3~5회를 실시한다. 세트와 세트 사이의 휴식 시간은 1분을 넘지 않도록 유지한다.

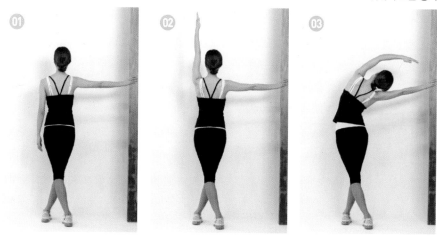

Section 06 의자에서 하는 근막 스트레칭

컴퓨터를 오래 보거나, 의자에 앉아 있는 시간이 길다면 반드시 이 동작을 실시하길 바란다.

상체를 숙인 채로 오랜 시간 버티는 것은, 허리 본래의 모습으로부터 멀어지는 길이다. 이 동작을 중간중간 2시간마다 2~3분 정도만 실시하더라도 좋은 효과를 볼 수 있다.

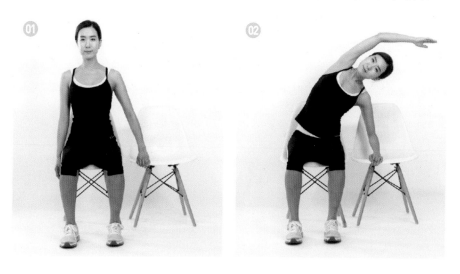

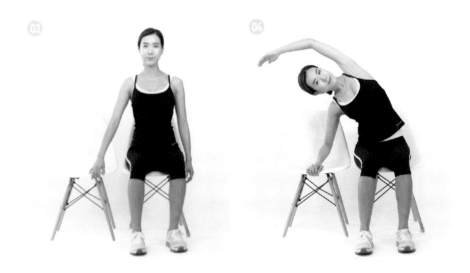

● 의자 두 개를 놓은 후 한 손을 빈 의자에 올려놓고 반대쪽 팔을 들어 올린다.

● 내쉬는 호흡에 의자 방향으로 천천히 옆으로 숙여 내려간다. 좌우 번갈아 실시한다.

요방형근 근력운동

● 맨손으로 실시하는 방법과 피트니스센터에 있는 나무봉을 이용하여 실시하는 방법이 있다.

● 맨손으로 실시할 경우 양팔을 좌우로 수평선까지 들어 올려 왼쪽으로 오른쪽으로 가볍게 숙이는 동작이다.

● 호흡은 내려가는 동작에서 내쉬고 이 동작은 내려가서 버티는 동작이 아니라 좌우로 반복하는 동작이다.

● 과도하게 빠르게 하거나 동작은 처음부터 너무 크게 하는 것은 좋지 않다. 처음에는 작은 동작으로 점차 늘려가는 방법으로 실시하고 한번 실시할 때 40개(각각 20개씩) 3세트를 실시한다.

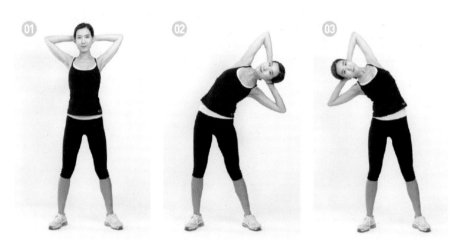

허리 회전 운동

Section 08

허리의 회전 운동은 척추가 영양소를 받을 수 있도록 도움을 주는 데 목적이 있다. 다만, 실시하는 과정에서 무리하게 회전하는 것은 금물이다. 스스로 할 수 있는 범위까지 부드럽게 실시하고 점차 횟수를 늘려가야 한다. 아무리 좋은 것도 과하면 해가 된다는 것을 기억해야 한다.

● 도구 없이 실시할 때는 양손을 양쪽 팔꿈치 끝으로 교차시켜서 좌우로 회전하면 된다.

● 만약 나무 봉으로 실시할 경우, 좌우로 회전시키되 맨몸과 나무봉 이용 시 내쉬는 호흡에 회전해야 한다. 이 동작은 회전하여 멈추는 동작이 아니라 좌우로 회전을 반복하는 동작이며, 각각 20회씩 총 40회를 3세트 실시한다.

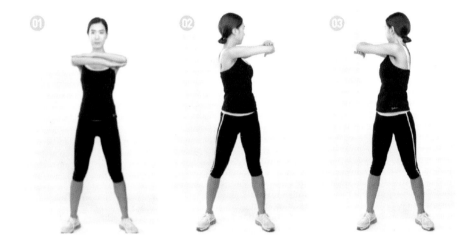

요통은 운동이 답이다?

요통을 탓이라 여기는 운동 부족 탓이라 여기는 경우가 많다.

근력운동은 근력이 부족한 상태에서는 척추를 잡아주고 안정화시키는 데 도움될 수 있어도 너무 많은 긴장과 스트레스로 인해 요통이 발생한 경우라면 독이 될 수 있다. 요통이 있는 분들이 운동했다가 더 심해지는 경우가 바로 여기에 해당하는 것이다. 우선 근육의 적정 길이를 확인하여 부족하다면 스트레칭으로 먼저 근육의 정상 길이를 확보하고, 테스트에서 충분한 길이가 나온다면 근력운동으로 근력을 유지하는 방향으로 진행해야 한다.

요통이 있는 상태에서 무작정 운동만이 정답이라고 하는 것은 매우 위험한 생각이다. 운동은 근육이 활동할 수 있는 상태가 가능해야 동작이 이루어지는데 무조건 운동을 한다는 것은 아무 기준 없이 힘을 사용하는 것과 같다. 설령 움직일 수 있다고 하더라도 이미 손상된 근육을 다시 사용하려 한다면 기능이 떨어진 상태다. 이 근육이 힘을 쓰기에 부적합하다는 것을 알기에 힘을 사용하는 방법을 바꾸거나 자제하려는 경향을 보이게 된다. 그래서 다른 근육이 참여하는 가운데 자세가 틀어지게 된다. 간혹 피트니스센터에서 "왜 이렇게 자세가 안 좋으세요?"라고 질문을 받는다면 내가 사용하려는 근육이 해당 동작을 하는 데 아직 준비가 안 됐다는 의미이다. 더불어 협력하지 말아야 하는 다른 근육의 참여로 인해서 체형의 불균형이 일어난 것이라 볼 수 있다.

힘을 쓰기에 앞서 힘을 쓸 수 있는 상태가 되어 있어야 한다. 그러나 이미 생활에서 잘못된 자세나 근육의 불균형이 힘을 한쪽으로만 사용하게 하고 이렇게 한쪽 사용으로 인한 불균형이 요통과 같은 불편한 증상들을 만들어내서 특정한 동작을 하지 못하도록 제한하는 것이다. 운동으로 해답을 찾을 수 있는 경우도 있겠지만, 요통이 있다고 해서 무조건 근육을 강화하라는 말이 정답이 될 수는 없다.

memo

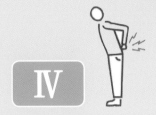

IV

허리 통증 네 번째 이야기

허리 상시 사용근 중 복횡근, 내·외복사근의 근막 통증상

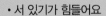

- 서 있기가 힘들어요
- 허리가 구부정해요
- 허리가 뻐근해요

08 허리 상시 사용근 ② – 복횡근, 내 · 외복사근

코어 근육을 강화하라

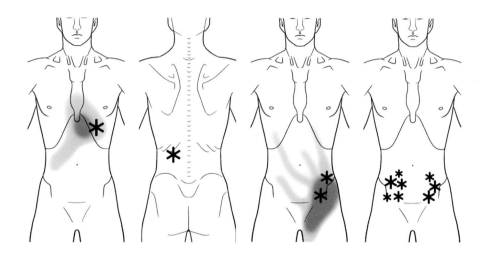

    내 · 외복사근과 복횡근은 허리를 움직이는 데 직접적인 기능이라기보다는 보조적인 기능이 더욱 강하다. 이 근육은 '코어 근육'으로 불리는 익숙한 근육이기도 하다. 이 3가지 근육은 동작 시 함께 움직인다. 특히 복근운동을 하는 동작에서는 상체를 숙여 복근에 자극을 주는 동작에서 내 · 외복사근, 복횡근이 동시에 수축하여 복직근의 수축을 도와준다. 회전 동작에서는 한쪽은 외복사근, 반대편은 내복사근이 엇갈림 작용을 통해 허리를 회전할 수 있도록 도와준다.

    더불어 의자에 앉아 상체를 가볍게 숙이는 동작에서는 내 · 외복사근의 근육 구조가 늑골과 골반을 연결한다. 따라서 상체를 가볍게 숙이고 사무를 보는 대부분의 직장인에게는 늑골이 골반에 가까워지는 긴장성 수축을 보이게 된다.

상체를 숙이는 동작은 늑골이 골반으로 가까워지게 하며, 일어서는 동작은 늑골과 골반이 서로 멀어지게 한다. 의자에 앉아 있는 시간이 서 있는 시간보다 상대적으로 길면 일어서는 동작에서 기립근의 힘이 약해진 상태일 가능성이 높다. 내·외복사근이 지나치게 강하게 수축하고 있을 경우에는 허리의 뻐근함을 동반한 요통이 발생한다.

이런 분들의 특징

1. 의자에 앉으면 오히려 편하고 서 있으면 힘들다.
2. 요통이 발생할 경우 허리를 쉽게 펴지 못하고 구부정한 자세를 취하게 된다.

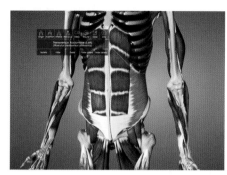

복횡근

복부의 압력을 증가시키거나 힘을 주는 동작에서 호흡을 참고 실시할 경우 복횡근의 힘으로 그 압력을 유지할 수 있다. 이때 허리의 안정성을 높여주는 복횡근은 복부안(복강)의 내부 압력을 지지할 수 있도록 도와주는 근육이다.

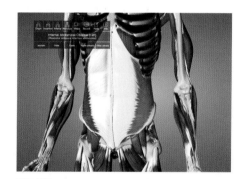

내복사근

이 근육들은 앞서 설명한 허리의 상시 사용근으로 불리는 요방형근, 장요근, 척추기립근 그리고 복직근이 모든 활동의 중립을 지키도록 설계되어 있다. 그러나 상체를 숙이는 동작의 빈도가 높아지면 중립을 지켜야 하는 근육이 상체를 숙이는 동작에 참여하게 됨으로써 척추의 앞뒤 균형이 불균형으

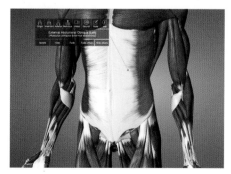

외복사근

로 바뀌게 된다. 앞쪽의 긴장성 단축에 의한 허리 뒤쪽의 근육 사용 기준이 늘어나게 되면서 결과적으로 허리의 뻐근함은 가중된다. 뻐근하다는 것은 결국 근육이 힘을 쓰고 있다는 얘기인 것이다. 내 허리가 뻐근하다고 느낀다면 내 허리를 담당하고 있는 근육이 힘을 잘못 사용하고 있는 것이다.

사진에서 보는 바와 같이 복횡근 위에 내복사근이 그 위에 외복사근이 순서대로 겹겹이 쌓여 있다. 복사근의 구조는 서로 다른 방향으로 되어 있다. 따라서 운동과 스트레칭도 서로 다르게 적용되어야 한다.

이 근육들은 요방형근 스트레칭 과정에서 동반해 진행된다. 복횡근과 내·외 복사근 스트레칭을 요방형근과 함께 포함시킨 이유가 바로 여기에 있다.

복대의 진실

허리가 아프면 복대를 장시간 착용하는 사람들이 있다. 복대를 착용하게 되면 복부에서 힘을 줄 때 복부의 압력을 복대에 의지하여 더 잘 지지할 수 있다. 복대가 없을 경우 복횡근과 내·외복사근에 힘을 주는 과정에서 불편함이 생긴다.

　문제는 복대를 장시간 착용할 경우 복횡근과 내·외복사근이 더욱 약해진다는 것이다. 복대로 인해서 지지를 받았으나, 복대로 인해서 허리의 근육은 더욱 약해진다. 그래서 복대는 선택적으로 착용되어야 한다. 야외 활동에서 부족한 힘을 지지할 수 있도록 단시간 착용을 권장하며 착용 후에도 허리의 스트레칭을 통한 회복으로 허리의 유연성과 근력운동을 통해서 안정성을 높이도록 관리해야 한다. 해당 근육의 스트레칭과 운동은 필수다. 건강한 내외복사근과 복횡근은 자연 복대이다.

09 Range Of Motion
내 관절의 가동 범위를 알자

낯선 용어라 이해가 어려울 수 있으나 별거 아니다. 'Range Of Motion'은 줄임말로 'ROM'이라고 한다. 이는 인체의 관절이 움직일 수 있는 범위를 말한다. 관절마다 움직일 수 있는 범위를 의학자들이 어느 정도 규정해 놓았다.

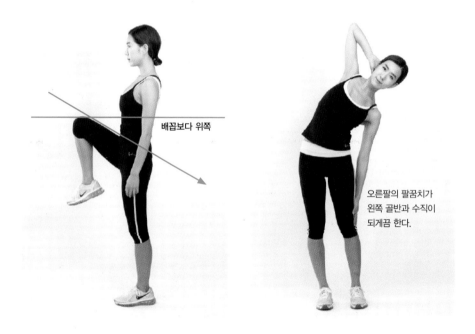

배꼽보다 위쪽

오른팔의 팔꿈치가
왼쪽 골반과 수직이
되게끔 한다.

고관절의 가동 범위는 배꼽 위다. 바르게 서 있는 자세에서 한 발을 들고 섰을 때 배꼽 위까지 들어 올려지지 않는다면 허리 근육의 긴장이 다리를 들어올리는 데 제한이 있다고 할 수 있다.(장요근의 문제)

옆으로 허리를 숙였을 때 30~40도가 나오지 않는다면 허리 가동 범위가 좁다고 볼 수 있다. 허리를 옆으로 숙이는 근육이 가동 범위를 제한하고 있는 것이다.

이처럼 근육은 모든 움직임을 결정짓는다. 의자에 앉을 때도, 바닥에 떨어진 물건을 집을 때도, 식당 바닥에 앉아서 식사할 때도 허리의 근육은 늘 사용된다.

이러한 모든 활동은 가동 범위(ROM) 안에서 이루어진다. 생활에서 한정되게 사용되는 동작들이 우리들의 움직임을 거기까지만 움직이도록 기억하게 되었다.

스트레칭을 실시하는 이유는 이런 제한을 줄이기 위해서다. 생활에서 50만큼 사용하지만 운동에서 100만큼 사용할 수 있다면 사전에 스트레칭으로 100만큼을 인지시키고 운동한다. 스트레칭은 운동 전 급작스러운 동작으로 놀라지 않도록 가동 범위를 미리 기억시키는 데 그 목적이 있다.

10 / 정상 가동 범위

미리미리 운동하는 습관을 기르자

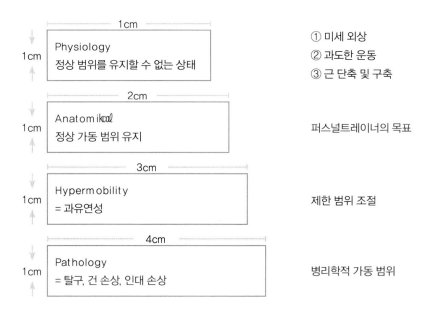

Physiology 정상 범위를 유지할 수 없는 상태		① 미세 외상 ② 과도한 운동 ③ 근 단축 및 구축
Anatomikcal 정상 가동 범위 유지		퍼스널트레이너의 목표
Hypermobility = 과유연성		제한 범위 조절
Pathology = 탈구, 건 손상, 인대 손상		병리학적 가동 범위

트레이너라면 가동 범위에 대해 많이 들어왔을 것이다. 그러나 가동 범위에도 종류가 있다는 것을 아는 트레이너는 많지 않다.

가동 범위의 기준을 모른다면 운동을 어디서부터 해야 할지 알지 못한다. 나의 가동범위는 어느 정도인지를 먼저 파악하면 내가 어떠한 프로그램을 우선적으로 시행해야하는지를 정할 수 있게 된다.

의학적으로 'Pathology(비정상)' 생리학 상태는 인체의 근육이 단축되어 스스로가 정상적인 가동 범위를 취할 수 없을 때를 의미한다. 오십견에 걸렸다면 팔을 머리 위로 만세하듯이 쭉 뻗는 동작이 어려울 것이다. 정상적인 사람이라면 가능하겠지만 어깨 통증이 있는 사람들은 이런 동작을 실시하기가 어려운데, 이러한 상태를 Physiology(정상 범위를 유지할 수 없는 상태)라고 한다. 이렇게 손상이 있는 사람이 아니더라도 오랜 시간 운동을 많이 했거나 어깨가 과도하게 뭉친 경우에도 정상적으로 팔을 머리 위로 뻗는 동작이 어려울 수 있다. 이러한 상태도 여기에 해당한다.

'Anatomical'(정상 가동 범위 유지)은 관절에서 움직임이 일어날 때 평균이라고 하는 의학적 정상 범위이다. 우리의 목표이기도 하다.

'Hypermobility(과유연성)'은 요가 강사들을 예로 들면 이해하기가 쉽다. 요가 강사들은 유연성이 대단히 좋다. 그러나 유연성만 지나치게 좋을 경우, 근육의 힘과 비례하여 부족한 힘이 요통 증상을 만들 수도 있다. 따라서 무조건 유연성을 유지한다고 능사가 아니며, 반대로 무조건 근육 운동만 하는 것도 마찬가지다. 과유연성이 있는 회원들에게는 근력운동을 60%, 유연성 운동을 40%로 해야 한다고 강조한다. 이 회원들이 얻고 싶은 몸은 보디빌더 같은 몸과 역도선수와 같은 근력이 아니기 때문이다. 그렇다고 무용수와 같은 유연성을 얻고 싶은 것도 아니다. 생활에서 보다 건강하고, 가볍고, 탄력적으로 유지하고 싶은 것이지 지나친 근육질로 변하고 싶은 것은 아니기 때문이다.

물론 보디빌더처럼 되는 것이 말처럼 쉬운 일은 아니다. 운동으로 변하는 몸의 상태에 대한 이해는 다음과 같이 인식하면 쉽다.

'초급자 〈 중급자 〈 몸짱 〈〈〈〈〈〈〈〈〈 보디빌더'

처음부터 보디빌더 같은 몸은 싫다고 하기 전에 몸짱부터 되고 볼 일이다. 운동한다고 해서 보디빌더가 될까 걱정하는 것은 테니스를 처음 배우는 사람이 세계 대회에 출전하고 싶지는 않다는 말과 같다.

다시 되돌아가서 'Pathology' 상태는 손상으로 봐야 하는데, 흔히 발목을 자주 삐는 사람이 반복해서 다치는 것을 볼 수 있다. 즉, 인체가 허용할 수 있는 가동 범위를 넘어

선 상태로 골절, 인대 손상, 건 손상 등이 여기에 해당한다. 이러한 증상은 병원에서 의사 선생님으로부터 "인대가 파열되었습니다, 골절되었습니다"라는 말을 듣게 된다. 다치는 데만 자꾸 다치는 이유는 무엇일까?

근육을 알면 이해가 쉽다. 우리 움직임(팔 들고, 걸레질하고, 설거지하고, 이삿짐 나르는 인체 움직임의 모든 것)은 가동 범위 안에서 이루어진다고 했다. 가동 범위를 일으키는 근본은 '근육'이며, 근육과 뼈를 이어 주는 것이 바로 '건(tendon: 근육 전체를 다발로 묶어서 근육에서 뼈로 이음)'이라는 조직이다. 그리고 뼈와 뼈를 이어 주는 것이 '인대(ligament)'라는 조직이다. 예를 들어 근육이 허용할 수 있는 힘이 100이라고 가정하고 어떤 사람이 운동하는 과정에서 80만큼의 힘을 받았다면, 근육이 허용할 수 있는 힘이 100이므로 이 정도 운동으로는 근육을 자극하거나 약간 힘든 정도로 끝날 수 있다. 그러나 120의 힘이 들어오게 되면 근육이 스스로 감당할 수 없는 힘을 '건'에 전달하게 된다. 이때 건과 근육이 합한 체력의 힘이 120에 이르면 다행이나 부족하다면 '인대'로 전달된다. 인체의 근육은 모든 움직임을 만들고 행동할 수 있도록 도와준다. 이러한 근육의 힘이 적절하게 배분되어 있어야 '건'과 '인대'의 추가적 손상을 예방할 수 있다. 이처럼 근력운동을 해야 하는 근본적인 이유는 근육이 우리 몸의 움직임과 직결되기 때문이다.

운동을 시작하려는 사람들에게 운동 목적을 물어보면 다이어트를 하기 위해서, 식스팩을 가지기 위해서라고 말하지만, 막상 운동을 시작하면 허리가 아프고, 무릎이 아프고, 목이 아프고, 어깨가 아프다는 말을 더 많이 한다. 즉, 이러한 분들은 무턱대고 운동을 할 게 아니고 운동을 할 수 있는지 아니면 회복을 우선해야 하는 지 테스트를 해야 한다. 만세도 할 수 없는 사람한테 덤벨을 쥐여 주고 어깨운동(팔을 머리 위로 미는 운동)을 시킨다는 것은 이 사람의 어깨를 박살 내겠다는 의미밖에 되지 않는다. 우리의 근육은 놀라울 정도로 큰 힘을 발휘하지만 한 번 망가지기 시작하면 엄청난 통증과 함께 생활이 피폐해지는 경험을 하게 된다. 특히 허리 디스크로 재활하시는 분들을 보면 제대로 걷지 못하거나, 엄청난 통증으로 인한 스트레스로 우울증을 일으키는 경우가 다반사다. 올바른 회복과 운동으로 디스크를 성공적으로 극복한 분들의 이야기는 한결같다. 죽다 살아난 기분이라나?

사전에 미리미리 운동해 둔다는 생각을 가지는 것도 필요하다. 100세 시대에 죽는 그날까지 우리 몸을 사용해야 하기 때문이다. 아내와 데이트도 하고, 여행도 가고, 등산도 하려면 근육을 잘 관리해야 할 것이다. 『굿바이 스트레스』의 저자인 의사 이동환도 스트레칭의 중요성을 강조했다. "스트레칭은 많은 의학계, 스포츠계 전문가들도 하나같이 입을 모아 강조한다. 실제로도 우리 몸 각 부위의 움직임을 원활하게 만들어 주기 때문에 운동 부족인 직장인들에게 매일매일 잠깐씩의 스트레칭은 꼭 필요하다."

그렇다면 어떻게 운동을 해야 할까? 사람마다 생활하는 범위가 다르고 자극받는 긴장도가 다르기에 개별적인 진단이 필요하다. 즉, 개인별로 생활 패턴을 파악해 각 관절에서 발생하는 움직임의 상태를 기준에 맞게 테스트한 후 이 기준을 근거로 근력의 부족한 부분과 지나치지 않은 운동량이 얼마인지 체크하여 거기에 맞는 스트레칭과 운동을 실시해야 한다. 〈S 체크업 신체리모델링센터장〉 설준희 교수님은 KBS1에서 방송되는 『생로병사의 비밀』에서 이렇게 말했다. "무턱대고 운동하는 것만큼 바보는 없어요." 그렇다! 자신에게 필요한 운동이 어떤 건지도 모르는 상태에서 무턱대고 운동하는 것만큼 바보가 어디 있겠는가?

상식적으로 스트레칭이 필요한 사람은 스트레칭을 더 많이 해야 하며, 근력운동이 필요한 사람은 근력운동을 더 많이 해야 한다. 아는가? 헐크도 지친다는 것을…. 영화 『어벤저스 1』에서 후반부에 정말 많은 적과 싸우는 과정에서 헐크가 지치는 모습을 볼 수 있다. 그런데 헐크보다 약한 우리가 별 수 있을까? 근육을 가진 동물은 모두가 지친다.

대부분의 피트니스센터에서 진행하는 운동 순서는 천편일률적이다. 러닝을 타고, 근력운동하고, 마무리로 다시 러닝을 한 시간 정도 타라고 말한다. 과연 이게 맞을까? 아니다! 무릎이 안 좋은 사람에게 지나친 러닝은 오히려 독이 되며, 요통이 있는 사람과 디스크 환자에게도 러닝은 독이 될 수 있다. 자신의 신체 상태가 어떤지를 확인하고 그에 따른 운동의 기준을 설정하여 진행해야 한다.

먼저 내 몸이 운동할 수 있는 준비가 되어 있어야 한다. 휴대전화 사용법을 배우기 위해서도 인터넷을 검색하고, 친구한테 물어보고, 공부하고, 노력한다. 자신이 하는 일에 대해서는 엄청난 공부를 하면서 정작 일을 해주는 몸에 대해서는 전혀 공부하지 않는다는 것은 안타까운 일이다.

재활운동, 알고 하자

재활운동은 아픈 사람들이 하는 운동일까? 재활운동은 근육이 발현할 수 있는 힘이 정상적인 사람들보다 어떠한 요인(낙상, 삐거나 운동하다 다친 경우 등)으로 상대적으로 낮은 사람들이 하는 운동이다. 즉, '평균 사용 근력에 어려움을 느끼는 대상자들이 하는 낮은 강도의 운동'이라고 할 수 있다. 이에 해당하는 사람들은 무릎이나 허리, 어깨가 안 좋다. 어깨운동 시 사용되는 근육은 회전근개를 기반으로 전면, 측면, 후면 삼각근을 사용한다. 삼각근을 사용할 때는 반드시 회전근개가 건강해야 한다. 그런데 삼각근 운동만 너무 열심히 하게 되면 생활에서 사용하는 회전근개의 사용과 운동에서 사용하는 회전근개의 사용이 더해져 피로감만 극심해진다. 그래서 회전근개 회복운동은 어깨가 아픈 사람만 하는 재활운동이 아니라, 하루 동안 사용한 근육을 회복시키기 위해서는 꼭 필요하다.

아픈 사람은 어깨운동이 가능한 상태로 만들어져야 하고, 건강한 사람은 어깨운동 시 발생하는 회전근개에 대한 피로감을 낮추어 더 발달할 수 있도록 해야 하기에 재활운동은 누구에게나 필요하다. 재활운동을 아픈 사람들이 하는 운동으로 인식하지 말고 어깨의 핵심 근육을 회복하는 운동으로 인식한다면 관리와 예방이 동시에 되는 것이다. 평소 예방 운동을 하는 것이 바람직한 것인지, 아파서 재활운동을 하게 되는 것은 바람직하지 못하다.

어느 쪽을 선택하겠는가? 건강한 몸을 가지고 재활운동을 배운다면 더욱 건강해질 것이다. 아픈 몸이지만 적극적으로 재활운동을 배운다면 스스로 몸을 관리하는 방법을 배우고, 익히게 되어 차차 건강을 되찾는 시점을 빠르게 앞당길 수 있을 것이다.

memo

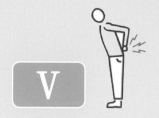

V

허리 통증 다섯 번째 이야기

허리 상시 사용근 중 장요근 근막동통 증후군

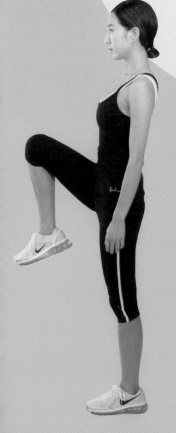

- 허리를 펴기도 숙이기도 어려워요
- 다리를 앞으로 뻗어올릴 수가 없어요
- 허리가 뻐근해요

11 / 허리 상시 사용근 ⑦ – 장요근

허리가 '뚝'하고 꺾어지는 순간

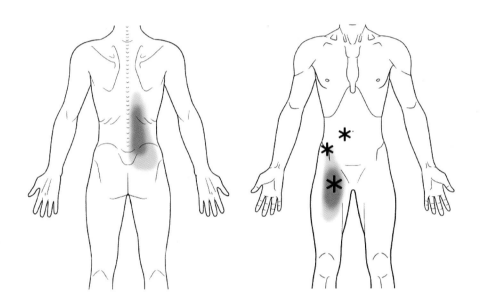

　장요근은 문제가 많이 일어나는 근육 중 하나이다. 두 개의 관절을 통과한다는 것이 장요근의 특징이다. 또한 근육의 구조가 3개의 근육이 하나의 기능으로 사용되도록 설계되어 있다. 따라서 '요근(대요근+소요근)+장골근=장요근'이라고 칭한다. 유심히 살펴보면 참 중요한 근육이라는 것을 알 수 있다. 이 근육은 요추에서 출발하는 근육이 있고, 골반에서 출발하는 근육이 있는데 모두 다리뼈 안쪽 소결절(근육의 부착 부위)이라는 위치에 고정된다. 이 근육에 이상이 있을 시 다리를 잘못 움직이면 허리와 골반이 아플 수 있다.

이 근육의 기능은 크게 네 가지다.

1. 다리를 앞으로 들어 올리는 동작

2. 허리를 펴주는 동작

3. 허리를 숙여 주는 동작

4. 다리를 바깥으로 회전시키는 동작

이렇게 4가지 동작을 할 때 그림처럼 통증이 느껴지면 장요근에 문제가 있다는 것이다. 테스트를 통해 좀 더 명확하게 확인할 수 있다.

이 근육은 허리 디스크 재활을 하는 데 있어 가장 중요한 근육 중 하나이다. 추간판의 압력을 높이는 근육이기 때문에 관리에 신중을 기해야 한다. 요근의 회복과 적절한 길이를 확보하고 근력의 유지와 발달을 돕는 운동을 실시하면 추간판의 압력을 낮출 수 있다.

의자에 앉아서 생활하는 사람들은 다리를 오랜 시간 구부린 자세로 유지하고 있기 때문에 장요근이 긴장되고 짧아진다. 이 근육이 제대로 펴지지 못할 경우 허리 뒤쪽에 있는 척추기립근이라는 근육과 싸움을 하게 된다. 척추 앞쪽에 있는 장요근이 이길 경우 허리를 펴고 일어나는 동작에서 허리가 '뚝' 하는 소리, 또는 삐끗하는 증상이 발현돼 그대로 주저앉거나 요통 또는 디스크로 이어지는 현상이 발생한다.

흥미로운 사실은 디스크 추간판 탈출증 진단을 받은 사람들 중에서도 요통 없이 살아가는 데 문제가 없는 사람들도 있다는 것이다. 이러한 사람들의 특징은 다른 사람들에 비해서 상대적으로 핵심 근육들의 안정성이 높다. 근육의 안정성이 어떤가에 따라 통증 유무와 정도가 다르다. 재활운동을 지도하다 보면 처음에는 걷는 것도 힘들어하던 사람이 장요근과 더불어 여러 근육을 스트레칭시키고 운동하여 점점 나아지면서 걷고 뛰는 것을 보게 된다.

척추측만이 있는 사람들에게도 장요근은 두 개 근육 중 하나가 짧아져 있다는 것을 확인한 연구 결과가 있다. 긴장된 장요근이 인체의 척추 근육을 한쪽으로 기울어지게 만든다고 해석할 수 있다. 장요근을 충분하게 이완시켜 본래의 기능을 되찾도록 하면 우리의 허리가 의자에 앉았다 일어날 때 무리 없이 움직일 수 있다.

짝다리를 짚는 행동과 다리를 꼬는 습관은 장요근의 일차적 비대칭을 만든다. 척추의 불균형을 일으키는 이런 습관은 버리는 것이 좋다. 우리의 다리는 골반과 연결되어 있고 골반에는 척추가 그 중심체로써 골반과 하나를 이루고 있다. 다리와 관련한 잘못된 습관은 허리를 망가뜨릴 수 있다는 것을 반드시 기억해야 한다.

척추의 불균형

아래의 사진은 허리 디스크 수술 후 재활운동을 시작한 회원의 엑스레이 사진이다. 수술을 통해 어느 정도 증상 회복은 하였으나, 가끔 비슷한 증상이 나온다고 해서 엑스레이 영상 사진을 살펴보게 되었다. 사진을 보면 알 수 있듯이 이미 척추가 중심선에서 한쪽으로 벗어나 있는 것을 볼 수 있다. 척추가 한쪽에서 더 많은 힘을 받고 있으며 이렇게 긴장을 오래 받게 되면 디스크가 재발할 확률이 높다. 척추의 불균형이 디스크와 추간판의 불규칙한 힘을 지속적으로 반복해 자극함으로써 터지는 거라 할 수 있다. 이렇게 불균형을 가진 상태에서는 수술로 일차적으로 증상을 완화시켜도, 재발할 확률이 높다. 따라서 추가적인 시술이 아닌 운동으로 힘의 균형을 바로잡아 척추가 바로 설 수 있도록 도와준다면 회복은 보다 빠를 것이다. 그 시작이 바로 스트레칭이다. 긴장이 강한 척추의 힘을 완화시키는 스트레칭을 통해 척추의 중립을 확보하고 양쪽 허리 근육을 지지해주는 근력운동이 진행되어야 한다. 만약 현재 상태처럼 불균형한 상태 그대로 양쪽 근력운동을 실시한다면 한쪽이 반대쪽보다 더 많은 스트레스를 받게 되어 통증이 증가할 수 있다. 또 다른 사례를 보자.

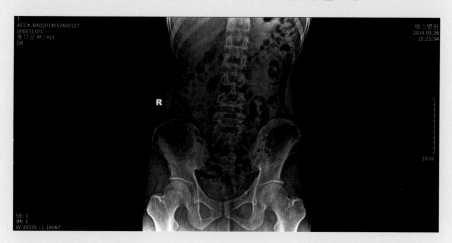

최근 방문한 24세 여성 회원의 척추 사진이다. 좌우 고관절 높이가 다르며, 척추의 균형이 이미 무너진 상태이다. 의사의 권유로 운동을 시작했는데, 골반과 척추의 불균형이 심한 상태에서 혼자 피트니스센터에서 운동하다가 더 심한 손상을 이룰 수 있다는 생각에 1대 1 운동을 하겠다고 찾아왔다. 엑스레이 사진을 확인하니 비대칭이 심각한 것을 확인할 수 있었다. 골격의 불균형은 근육만으로도 일어날 수 있다. 이러한 근육의 불균형을 바로잡는 근육의 관리가 바로 재활운동이고, 근력운동이다.

이 모든 불균형이 다 근육에 의해서 틀어진 케이스이다. 짝다리, 다리 꼬는 습관, 앉아 있는 자세에서

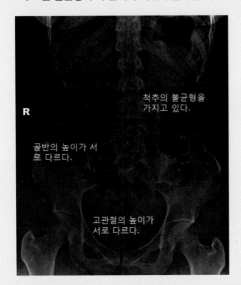

척추의 불균형을 가지고 있다.

골반의 높이가 서로 다르다.

R

고관절의 높이가 서로 다르다.

회전하는 동작 등 습관적으로 하는 동작으로 인해 비대칭으로 발생한 힘이 척추로 전달되고 그로 인해서 척추의 변형이 일어났다.

척추가 가지고 있는 기준, 다리가 가지고 있는 기준, 그리고 어깨가 가지고 있는 기준을 올바르게 관리하지 못한다면 불균형하게 사용된 힘이 근육에 과도한 스트레스를 전달하고 이러한 스트레스를 우리는 통증으로 느끼게 된다.

고관절 굴곡 테스트

이 검사는 장요근 검사로 척추의 중립 상태를 확인하는 테스트이다.

- 바로 선 상태에서 한쪽 발을 들었을 때 120~130도 굴곡(배꼽보다 약 5cm 높은 지점)이 일어나지 않는다면, 허리와 다리에 연결된 척추의 핵심 근육의 기능이 떨어졌다는 것을 의심해야 한다. 부족하다면 스트레칭을 하고 과도하다면 운동으로 근육의 힘을 키워야 한다.

- 자신의 배꼽보다 조금 높은 정도까지 무릎이 올라올 수 있다면 정상 범위라 할 수 있다. 만약 너무 높이 올라간다면 근력운동으로 척추를 지지하는 힘을 키워야 한다.

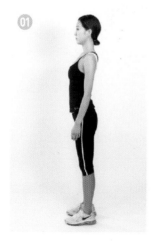
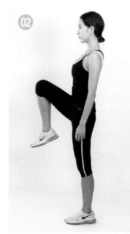
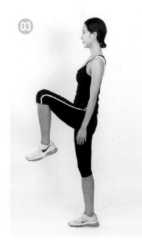

고관절 굴곡 스트레칭

고관절 굴곡을 담당하는 근육은 두 가지 방법으로 스트레칭을 실시한다.

- 앞으로 내민 발을 90도 직각보다 조금 더 내밀고 뒤로 뻗은 다리 역시 수직보다 조금 더 뒤로 놓아 기본자세를 잡는다.

- 골반을 부드럽게 슬라이딩하여 척추를 바로 세워 준 상태로 앞발을 구부리면서 전방으로 밀어준다.

- 이 상태로 약 30초를 유지하고 난 후, 앞으로 내민 발의 반대 팔 팔꿈치를 바닥에 대고 반대 팔로 앞으로 내민 다리의 무릎 안쪽을 손으로 대고 바깥쪽으로 밀어준다. (이 때 앞발의 발바닥이 떨어지지 않을 정도만 바깥쪽으로 밀어준다.) 이 상태를 30초 유지한 후 반대쪽을 실시한다.

- 이 동작은 정지 동작으로 실시되어야 하며, 1분을 기준으로 3~5회를 실시하되 처음부터 무리하지 않는 범위에서 시작하여 점차 스트레칭 유지 시간을 1분까지 늘린다.

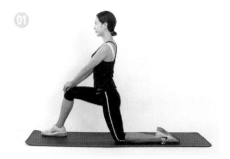

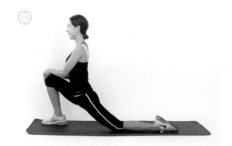

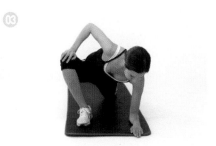

고관절 굴곡 근력운동 STEP 1

Section 03

● 바닥에 바르게 누워서 한쪽 발을 구부려서 엉덩이 앞쪽에 위치시킨다.

● 반대쪽 발 앞꿈치를 끌어당겨 발목을 직각으로 만들어준다.

● 내쉬는 호흡에 다리를 그대로 끌어올려준다.

● 이 동작은 앞서 스트레칭한 근육을 발달시키는 장요근 운동으로써, 오른발 20회,
  왼발 20회를 기준으로 3세트를 실시한다.

● 속도는 빠르지 않게 해야 하며, 부드럽게 실시한다.

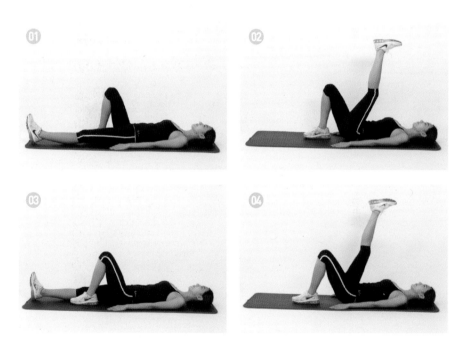

고관절 굴곡 근력운동 STEP 2

이 동작은 앞선 동작보다 좀 더 강한 운동인데, 복직근의 유지 시간을 길게 만들어 장요근과 복직근을 함께 운동시키는 방법이다. 다만 양발을 들어 올린 상태에서 허리의 통증이나 압박이 느껴진다면 스트레칭과 STEP 1 근력운동을 더 많이 실시하여 척추의 기본 근력을 향상시켜야 한다.

- 양발을 모아서 무릎을 약간 구부린 후, 다리를 뻗어 발바닥이 천장을 향하도록 무릎을 펴준다.
- 들고 있는 다리 중 한 발을 내려, 두 다리의 각도를 직각이 되도록 만든다.
- 내려간 다리를 내쉬는 호흡과 함께 부드럽게 끌어올려 주고 발을 바꿔서 같은 방법으로 진행한다.
- 반복 횟수는 한 발에 한 개씩 번갈아가면서 20회를 기준으로 3~5세트를 실시한다. 단, 체력이 뒷받침이 안 되면 10회(한쪽 다리 5회씩)를 진행한다.

다시 한 번 강조하지만, 이 동작을 했을 때 허리의 통증과 강한 압박이 주어진다면 무리하지 말고 중단한다. 스트레칭과 STEP 1 근력운동을 중심으로 척추의 기본 근력을 다지는 것이 먼저다.

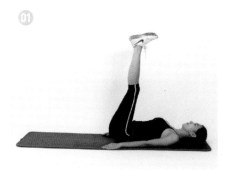
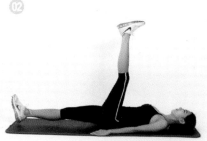

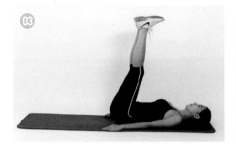
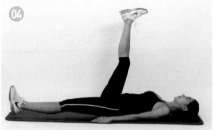

운동의 준비 자세 잡는 방법

Section 05

앞의 STEP 2 운동을 할 때, 양발을 동시에 들어 올릴 경우 허리의 급성 긴장과 함께 통증을 동반할 수 있다. 누웠다가 일어나는 동작에서 한 번에 벌떡 일어나지 말라고 하는 이유가 여기에 있다. 다리를 들어올릴 때도 한 발씩 들어서 자세를 잡고 한 발씩 내려서 허리의 부담을 최대한 줄이는 동작으로 진행되어야 한다.

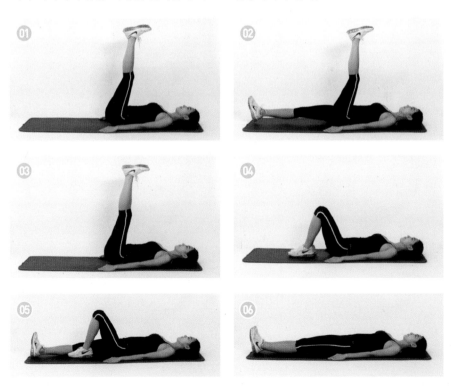

12 초과 회복

근육의 성장을 위한 운동 설계

체력 상승의 계단식 효과(Stair Effect)

10마력짜리 모터에 12마력의 힘을 넣으면 과부하로 인해 고장이 나지만, 10마력짜리 인체에 12마력의 힘을 넣으면 인체는 12마력이 된다.

— 아놀드 슈왈제네거의 『보디빌딩 백과』 중에서

인간에게는 '초과 회복'의 능력이 있다. 말 그대로 회복을 초과한다는 말인데, 근력 운동과 같이 이전보다 높은 수준의 체력 활동을 하면 근육이 자극되면서 근 미세 손상(Microtrauma)을 일으키고 근 손상을 회복하는 과정에서 이러한 운동생리학적 현상이 나타난다. 허용 가능한 자극이 들어오게 되면 인체는 이 자극을 받아들여 회복하기까지 시간을 필요로 한다. 이러한 자극이 반복되면서 적응이 되면, 이전과 같은 자극은 더 이상 자극으로 인지되지 않고 더 높은 자극을 수용할 수 있게 된다. 그렇게 점점 더 높은 자극을 받아들임으로써 인체의 체력 상태는 차츰 향상된다. 그래서 처음 운동하는 날 들었던 5kg의 무게와 3개월 뒤에 들어 올리는 5kg의 무게는 같아도 인체가 인지하는 자극은 다르다고 할 수 있다.

보디빌딩이라는 운동에서는 자극에 변화를 주어 근육이 지속적으로 성장할 수 있도록 운동 프로그램을 구성한다. 그 첫 번째 방법이 무게를 변화시키는 것이다. 두 번째는 속도를 변화시키고, 세 번째는 양을 변화시킨다. 세 가지 변화를 기준으로 인체에 일정한 저항에 대한 변화를 지속해서 전달하게 되면 인체는 시간이 흐를수록 점점 더 높은 체력 수준을 가지게 된다. 그러나 우리가 운동한다고 하여 체력이 무조건 수직으로 상승하지는 않는다.

옆의 그래프를 보게 되면, 인체는 운동을 시작하는 S 과정에서 운동이 종료되는 E 과정에 이르면 처음 운동을 했을 때보다 더 낮은 체력 수준을 가지게 된다. 이는 운동 시 사용된 에너지원의 소비와 피로도의 증가로 인한 현상이다. 이러한 이유로 운동 직후에는 반드시 식사를 해야 한다. 그렇다면 근육은 언제 성장하는 것일까? 운동 종료 시점인 E 지점에서 탄수화물과 단백질 그리고 지방에 대한 균형적인 식사와 함께 성장의 시작이 일어난다. 인체는 섭취한 영양소를 가지고 수면 시 나오는 호르몬과 함께 운동 시 받은 자극으로 인한 근섬유의 손상을 회복시키고 재건하려 한다. 이때 근육의 두께가 두꺼워지는 근비대(Hypertrophy) 현상이 일어나게 된다. 즉, 알통이 생긴다는 것이다. 온몸에 알통을 잘 만들기 위해서는 반드시 운동 후 식사를 해야 한다. 아이들의 경우 운동 직후 면역 상태가 가장 낮은 이 상태에 찬바람을 쐬게 되면 감기에 잘 걸리고 바이러스에 감염되기 쉽다. 아이들이 운동 후 땀을 흘리고 나면 체온이 식기 전에 샤워를 시키고 영양소를 섭취할 수 있도록 해야 한다.

그렇다면 몇 분 이내에 섭취하는 것이 가장 좋을까? 여기에 대한 의견들이 많으나 필자의 경우 운동 직후 30분 이내에 식사할 것을 권장한다. 보디빌딩에서는 이러한 타이밍을 '기회의 창'이라고 하는데 이 타이밍을 이용하여 식사 섭취 타이밍을 구성하라고 권장한다. 운동의 강도가 높을수록 운동 직후 영양소를 인체가 흡수하는 양도 많아지게 된다. (여기서 말하는 운동 강도는 각자 허용하는 운동 강도이지 무턱대고 많이 하는 운동을 말하는 것이 아니다.) 근육이 에너지를 많이 사용하고 나면 그 에너지를 채우려는 성향이 강해지므로 이 타이밍을 이용해서 영양소를 섭취하라는 것이다. 힘든 활동을 한 만큼 다음 활동에서도 지치지 않기 위해 근육에 에너지를 채우려 할 것이고, 흡수된 영양소는 다음 날 운동 시 다시 사용된다. 만약 지방을 감소시키고 싶다면 반드시 근육 운동을 해야 한다. 지방은 결국 근육에서 연소되기 때문이다.

다이어트가 필요한 사람에게 근육을 '소각장'에 자주 비유하는데, 이는 미토콘드리아

(에너지 생산소)가 근육 내에 있기 때문이다. 근력운동을 통해서 미토콘드리아의 활성도를 높인다면 근력운동을 하지 않는 사람에 비해 에너지 연소율이 높은 것은 당연한 것이다. 하지만 태생적으로 여성과 남성 성비를 보면 남성의 근육량이 여성보다 높다. 따라서 여성은 근력운동의 비중을 높여야 하고 남성은 유산소 운동과 스트레칭으로 운동 프로그램에 대한 기본 방법을 적용하는 것이 바람직하다.

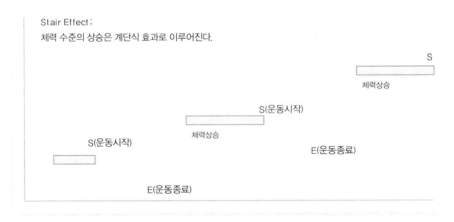

Stair Effect ;
체력 수준의 상승은 계단식 효과로 이루어진다.

S
체력상승

S(운동시작)
체력상승

E(운동종료)

S(운동시작)

E(운동종료)

S(운동 시작) 높은 체력 수준으로 진행하여, E(운동 종료) 후 가장 낮은 체력 수준이 된다. 다음 날이 되면 신체는 이전보다 상승된 체력 수준을 유지한다.

근육은 정말 많은 일을 한다. 그리고 우리 신체는 사용하기 앞서 회복을 먼저 시작하였다. 아기는 태나자마자 수면을 먼저 하여 호르몬으로 인체 성장을 돕고, 영양소를 합성하여 세포 조직들이 성장하게 한다. 아기들이 잠을 많이 자는 이유가 바로 여기에 있다.

대한민국 성인들은 수면 부족에 시달린다. 아침 6시부터 일어나 출근하고, 늦게까지 야근하고, 끝나고 회식하고, 새벽에 들어와 몇 시간 못 자고 또 아침 6시에 일어나 출근한다. 엄청난 정신력과 체력이다. 이렇게 혼신을 다하여 일하지 않았다면 아마 대한민국의 성장도 없었을 것이다. 24시간 문화는 경제 성장의 원천이라고도 하지만, 그 대가로 스트레스가 우리의 몸에 포화 상태를 이루게 되고 넘쳐나는 스트레스를 처리하지 못하고 있다. 그 결과 '우울증'에 걸리고 육체적으로는 '근-골격계 질환'에 걸리는 것이다. 우리는 피로 회복을 다음 날 잘 사용하기 위한 것으로 생각해야 한다.

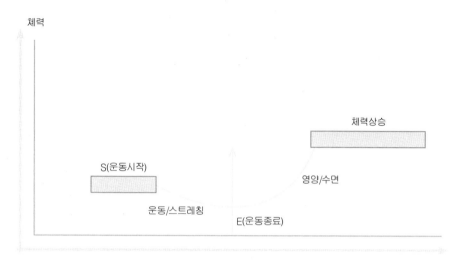

위의 그래프를 보면 운동 시작과 다음 운동 지점 사이에는 운동과 회복이 요구된다. 결국 운동이라는 것은 활동을 의미하고 활동을 한 인체는 회복을 요구한다. 회복을 요구할 때 반드시 필요한 게 영양과 수면이다. (필자는 회복을 두 가지로 분류한다. '자연적 회복', 말 그대로 수면과 관련된 회복이며, '활동적 회복', 스트레칭과 같이 근육이 회복될 수 있도록 의도적으로 수행하는 활동이다. 여기서 말하는 회복은 '자연적 회복'이다.)

근육은 적정 길이에서 사용되는 힘에 의해 유지된다. 그러므로 운동을 할 때는 반드시 근력운동과 스트레칭을 함께해야 한다. 아울러 필요한 영양소를 제때 공급하고 수면을 통해서 합성하고 재건하도록 해야 한다. 그래야 피로 물질들이 인체 밖으로 버려지거나 자극받은 근육이 회복되는 과정에서 우리의 육체적 · 심리적 스트레스가 줄어든다. (자연적 회복)

회복만 해서도 안 된다. 회복이라는 것은 영양소와 수면을 의미하는데, 낮에는 피자, 밤에는 치킨, 새벽에는 야식으로 영양소만 섭취한다면 결국 '돈 주고 먹고, 돈 주고 빼는' 웃지 못할 일이 벌어지게 된다. 회복에도 좋은 회복과 나쁜 회복이 있음을 기억해야 한다. 야식으로 패스트푸드를 먹은 후 취침은 나쁜 회복이고, 양질의 영양소로 균형 잡힌 식사 후 숙면하는 것이 바로 좋은 회복이다. 나쁜 회복 습관을 버리는 것은 우리의 생활 리듬을 건강하게 되찾는 비결이자 우리가 오랜 시간 사용해야 하는 우리의 몸을 사전에 예방하고 관리하는 지금길이다.

인체는 회복만을 필요로 하지도 사용만을 필요로 하지도 않는다. 적절하게 함께 이루어져야 한다. 성장은 나 스스로 할 수 없으나 발달은 의지로 할 수 있다. 내가 어떻게 하는지에 따라서 발달 지수가 좋아지기도 하고 나빠지기도 한다.

단, 발달을 위해서는 운동만이 아니라 회복이 전제가 되어야 한다.

그러므로 우리가 근육을 올바르게 알고 발달 측면에서 어떻게 하는 것이 올바른 발달인지를 알아야 운동을 안전하고 건강하게 할 수 있다. 사용과 회복의 측면에서 양측의 균형을 고민하지 않으면 우리의 인체는 불편함과 아픔이라는 증상으로 우리에게 불만을 표할 것이다.

인바디 100점이
내 몸의 100점은 아니다

다이어트를 하는 사람들이 인바디를 맹신하곤 한다. 수치상 1kg만 늘어도 우울해지며 운동을 하기 싫다는 얘기를 한다. 반대로 1kg만 빠져도 엄청 좋아한다. 운동하고부터 한두 달만의 결과를 가지고 판단한다. 수년 이상을 방치하고 살아온 결과물을 가지고 한두 달만에 드라마틱한 효과를 보기 위해 운동을 한다는 말인가.

인체는 오랜 시간 적응된 습관을 한 번에 바꾸지 않는다. 그런데도 다이어트에 대해서는 예외로 생각한다. 운동하면 바로 체중이 감량될 것이라는 희망을 갖는다. 여기서 희망 고문이 일어나게 된다. '나는 빠질 거야', '꼭 뺄 거야', '빠질까?', '안 빠지나?', '왜 안 빠지지?', '안 해' 통상적으로 이러한 순서로 이동되는데, 조급해할 이유가 전혀 없다. 인체의 에너지 대사 시스템은 아주 간단하다. 인체의 근육은 힘을 쓸 때 사용되는데 근력운동과 유산소 운동에서 탄수화물을 소비한다. 운동 시간이 길어짐에 따라 탄수화물과 체지방 사용의 비율 관계가 체지방쪽의 상승으로 이동하게 된다. 즉, 운동 시간이 길어야 한다는 말이다. 그런데 이것을 한 번에 하려는 데서 문제가 생긴다. 많은 사람이 체지방을 빼려고 한다. 하지만 생각과 실천에 차이가 난다. 10만 원 가지고 투자를 하는 사람과 100원 가지고 투자를 하는 사람에게 10% 수익률을 동일하게 줬다고 가정한다면 회수 금액이 같을 수 있겠는가? 한 달 동안 한 사람과 1년 동안 한 사람의 효과는 같을 수 있을까?

인체는 운동으로 소비하는 에너지 시스템에 대한 적응이 필요하다. 운동 전에는 에너지를 소비하는 패턴이 없었다면, 운동을 새롭게 적용함으로써 내가 섭취한 에너지가 잘 소비될 수 있도록 사용 방법에 대한 적용과 적응이 필요한 것이다. 결국 다이어트의 성공은 지속 여부에 있다. 그러나 대부분의 사람들이 한두 달 해보고 포기하기 때문에 이러한 결과를 얻을 수 없다. 체지방 흡입을 시술받더라도 이후 지속적으로 운동과 식단 관리가 이어지지 않는다면 체지방은 다시 늘어나게 되어 있다. 체지방 흡입 시술을 하고도 운동을 해야 한다면, 차라리 흡입하는 비용으로 운동하는 것이 낫지 않을까? 물론 각자의 선택이겠지만…. 우리의 인체는 아주 간단한 것 같으면서도 세밀하고 복잡하다. 처음에는 체지방이 빠지는 것 같아서 신나다가도, 더 이상 빠지지 않는 시기가 오면 포기해 버리는 것이 과연 합리적일까? 돈을 벌다가 못 번다고 일을 안 한다면 어떻게 될까? 세상에는 이치가 존재한다. 되기도 하고, 안 되기도 하며, 잘 될 때도 있고, 안 될 때도 있다. 성공할 때도 있고, 실패할 때도 있다. 힘들다고 걷지 않으면 절대로 집에 갈 수 없는 것과 같다. 가끔 회원들에게 이러한 말을 한다. "짝사랑하는 사람한테 좋아한다고 말을 해야 할까요, 안 해야 할까요?" 질문에 대한 대답은 다양하나 나의 답은 확률에 있다. 좋아한다고 말하면 상대방이 받아줄 확률이 50%, 안 받아줄 확률이 50%이다. 하지만 말하지 않으면 0%이다. 그렇다면 말하는 게 낫다. 이렇게 간단하게 생각하면 복잡할 게 없다. 그래도 운동에 동기 부여가 되지 않는다면 이렇게 생각해 보자. 인체가 체지방을 연소하는 데에는 필요한 조건이 많은데, 그중 체지방은 가장 마지막에 보여 주는 효과이다. 그래서 그때까지 기다려줘야 한다. 응답을 기다리는 자세로 계속 운동해야 한다고 말이다.

인체의 시스템은 단번에 변하지 않는다. 알래스카에 간다고 바로 알래스카인이되고, 재벌이 되고 싶다고 바로 재벌이 된다면 노력이 왜 필요하겠는가? 우리가 가져야 하는 것은 지구력이다. 결국 목표를 향한 지구력만이 스스로를 움직일 수 있는 동기가 되는 것이다. 목표 앞에는 힘든 일들이 요구되고 그 일들을 하다 보면 원하던 목표 이외의 결과들이 나타난다. 그중 하나가 운동에서는 건강이다. 비록 현재 체지방은 목표치만큼 빠지지 않았어도 결론적으로 체력과 순환계가 좋아지고 전보다 높은 지구력과 체력의 상승으로 생활에서 점점 안정감을 찾아가게 된다. 아마도 이러한 이유에서 체지방은 조금 빠지고 근육이 커져서 '근육 돼지'라는 말이 나오지 않았나 싶다. 결국 근육 돼지도 시간이 지나면 날씬한 인간으로 변신하게 된다. 다만 곰이 사람이 되기 위해 100일이 필요했다면 돼지가 사람이 되는 데는 좀 더 오랜 시간이 필요하다. 왜냐하면 곰은 두 발로 설 수 있지만, 돼지는 설 수 없기 때문이다. 발가락이 모여 있는 돼지로서는 일어서는 시간이 상대적으로 곰보다 많이 필요하다. 아기가 걷는 데 몇 년이 걸리는지 알고 있는가? 잘 걷기 위해서는 적어도 3~4년 이상이 필요하다. 이러한 마음가짐으로 운동을 시작해야 한다.

잠깐! 여기서 문제가 있다. 다이어트 하면 PT(Personal Trainning)를 떠올리게 되는데, PT는 내가 스스로 운동할 수 있는 방법을 배우는 시간이라 생각하면 된다. PT를 하면 살이 잘 빠지고, PT를 안 하면 살이 안 빠지는 것이 아니다. 우리가 활동할 때 올바르게 하는 방법을 배우는 것이 바로 PT이다. 이러한 트레이닝은 길어야 6개월 정도면 충분하다. 처음에는 트레이너에게 의존하여 여러 가지 운동에 대한 원리와 이해를 배우지만, 점차 의존도를 낮춰서 스스로 반복하고 연습하는 동작을 통해 스스로 자신의 몸을 관리하는 방법을 몸에 익혀야 한다. 그다음은 스스로 PT 하듯 일주일에 3회 정도만 운동을 지속적으로 하면 원하는 목표를 얻을 수 있다. 아주 간단한 것 같지만, 행동은 결코 쉽지 않다. 시작하기도 전에 걱정부터 하지 말고 하루하루 충실히 하는 것이 가장 좋은 방법이다.

'포기하지 않는다면 실패하지 않는다.' 이것은 내 인생의 좌우명이기도 하다. 무엇을 하고 싶은가? 다이어트? 근육 증가? 무엇을 원하든 중간에 포기하지 말고 지속적으로 하라! 그럼 당신이 원하는 목표는 자연스럽게 당신 곁에 와 있을 것이다.

memo

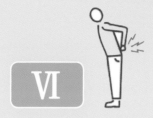

VI

허리 통증 여섯 번째 이야기

허리 상시 사용근 중 척추기립근의 근막통증상

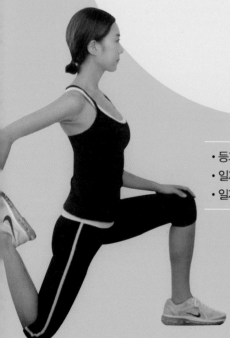

- 등과 옆구리가 불편해요
- 일자 허리가 되었어요
- 일자 목이 되었어요

13 허리의 상시 사용근 척추기립근

천골에서 머리까지

인체에서 가장 많이 사용하는 근육 중 하나가 척추기립근이다. 허리를 펴주는 근육이라고 생각하기 쉬운데, 이 근육은 천골이라는 뼈에서 출발해서 허리로, 등으로, 목으로, 머리로(두개골), 뻗어올라 목과 등, 허리를 움직이는 모든 동작에서 사용된다. 척추는 천골(척추기립근의 시작 부위)부터 두개골까지 전체적인 움직임을 담당한다. 천골은 골반과도 연결되어 있다. 골반은 고관절과 연결된다. 따라서 척추기립근은 하체와 상체의 전체적인 움직임에서 거의 모두 사용하는 근육이라 하겠다.

이름에서도 알 수 있듯이 '척추기립근'은 인체가 올바르게 기립, 즉 바르게 일어서는 과정에서 필요한 근육이다. 그런데 대부분의 사람이 하루 종일 가장 많이 하는 자세는 앉는 동작이다. 인체가 올바르게 기립해야 하는 과정에서 사용되어야 하는 근육이 앉아 있을 때 사용해야 하는 근육으로 바뀌게 되고, 이렇게 바뀐 근육이 원래의 활동을 하려고 할 때 문제를 일으키는 것이다. 특히 요통을 가진 분들이나 디스크 추간판 탈출증 환자들의 엑스레이에서 일자 허리 증상을 빈번하게 볼 수 있다. 요추가 전방으로 경사를 가져야 하나 의자에 오래 앉아 있어 후방으로 경사를 갖게 되는 과정에서 요추의 전만이라고 하는 각도가 줄어들게 되는 골격 변화가 일어나는 것이다.

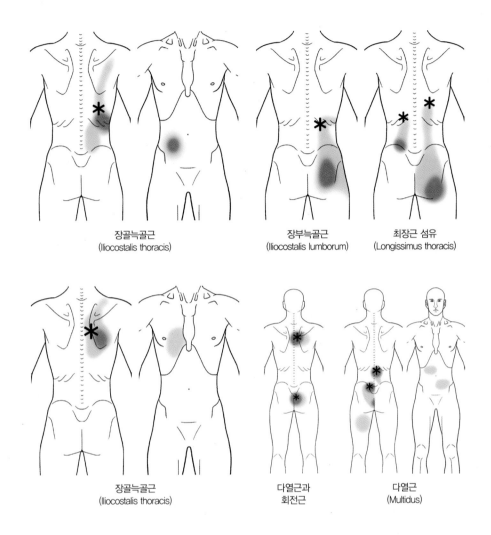

장골늑골근
(Iliocostalis thoracis)

장부늑골근
(Iliocostalis lumborum)

최장근 섬유
(Longissimus thoracis)

장골늑골근
(Iliocostalis thoracis)

다열근과
회전근

다열근
(Multidus)

　요추는 전방 경사보다 후방 경사가 더 위험하다. 상체를 앞으로 숙이는 동작에서는 척추 뒤쪽이 열리고, 뒤로 젖히는 동작에서는 척추의 앞쪽이 열린다. 척추 뒤쪽으로 신경이 흐르기 때문에 앞으로 숙이는 동작이나, 쭈그려 앉는 동작은 요추의 뒷면 사이의 범위를 넓게 만들어 추간판의 압력과 볼륨이 허리 뒤의 신경을 누르게 된다. 이 동작이 과하면 디스크가 터져 신경을 압박하게 되는데 바로 요추 뒤쪽에서 추간판이 터진 것이다. 요추 전만의 각도가 줄어들지 않게 관리하는 것이 그래서 중요하다.

14 척추기립근 테스트

척추기립근 테스트는 그 자체가 곧 스트레칭이다.

- 의자 높이를 가장 낮게 한다. (의자가 낮게 안 될 경우, 책상 의자에 앉아서 양발을 책상 위에 올려놓으면 된다.)

- 양발을 올리고 양손을 머리에 깍지꼈을 때, 1~3단계까지의 목을 숙이는 과정이 어느 정도인지 파악하여 척추기립근의 대한 부족 상태를 인지할 수 있다.

- 1~2단계 사이는 부족한 상태이고, 2~3 단계 사이는 적정 범위이다. 만약 3단계 를 넘어설 수 있다면 근력운동으로 제 한해줘야 한다.

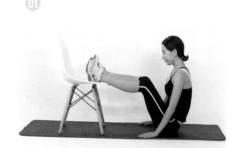

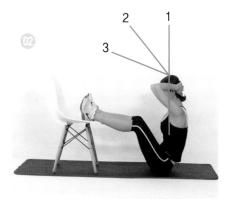

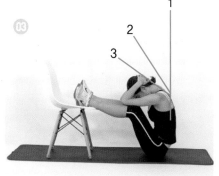

근육 사용법을 알면 통증 잡고 몸짱되고

'몸짱'이라는 키워드는 사회가 얼마나 이미지적인 구조로 흘러가는가를 단면적으로 보여주는 키워드라 할 수 있다. 사람과 사람이 어우러지는 사회의 기준을 외적인 이미지로 끌어가고 있기에 우리의 관심도가 점점 외적인 면으로 흘러가는 것이다. 얼굴은 노력한다고 예뻐질 수 없지만 근육은 다르다. 사람들이 몸을 만드는 데 열광하는 이유가 바로 노력해서 이미지를 개선시킬 수 있다는 확신이 있기 때문이다. 소위 '몸짱'이라 불리는 이들은 좋은 몸을 통해 많은 사람들에게 관심을 받고, 그로 인해 인기를 누리고 있다. 운동을 희망하는 사람들이 자신의 운동법을 배우고 따르는 등 다양한 인생의 변화를 경험하며 같은 고민을 하는 사람들을 변화시킨다.

몸짱이 되기 위해서 하는 것이 바로 운동이다. 운동은 결국 몸의 사용인데 세분화시키자면 스트레칭을 뺀 근력운동이 주류를 이루게 된다. 근력운동을 하면서 사용되는 관절은 근육으로 유지가 되는데, 과도하게 사용된 근육은 피로감에 가득 차게 되고 결과적으로 통증이라는 것을 경험하게 된다.

'스쿼트'라는 운동을 알고 있는가? 아마 많은 매체에서 다루었기 때문에 한 번쯤 들어봤을 것이다. '엉덩이를 발달시키고, 꿀벅지를 만들고 싶다면 스쿼트를 해라.' 이런 말도 들어봤을 것이다. 스쿼트의 본질은 올바르게 앉는 것을 배우는 데 있다. 꿀벅지와 엉덩이를 만드는 데 핵심 운동이라지만, 스쿼트가 중요한 이유는 의자에서 앉았다 일어나는 과정에서 골반과 대퇴골(다리뼈)이 서로 잘 움직이도록 해주어 허리가 부담을 갖지 않게 된다는 것이다. 허벅지는 고관절의 힘을 전달하고 전달된 고관절에서의 힘은 허리로 전달된다. 스쿼트 동작을 분석해 보면 내려가는 과정에서 대퇴부와 엉덩이(고관절)에 힘이 전달되고, 허리를 곧게 세우는 동작에서 허리 아랫부분에 힘이 전달되는 것을 알 수 있다.

허벅지와 골반의 힘이 약하면 허리의 부담은 그만큼 늘어나게 된다. 오랜 시간 의자에서 생활하는 좌식 생활 패턴이 우리의 허리를 후만(S자 허리의 반대 모양)으로 만들고 다리의 근력은 약화시킨다.

따라서 일어나는 동작에서 다리와 엉덩이에 전달된 힘이 제대로 사용되지 못하고, 요부로 힘을 전달하게 되며 척추의 변형은 어느 한 지점에 힘을 과도하게 전달받아 과사용과 불균형을 일으켜 스트레스와 피로도의 증가로 통증과 불편함을 경험하게 되는 것이다.

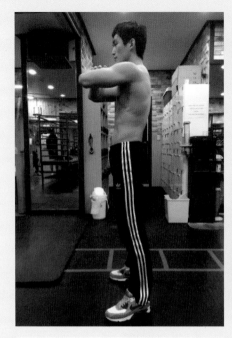
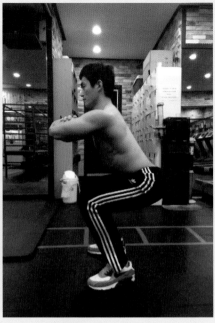
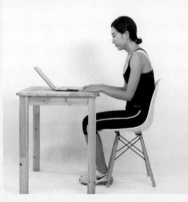
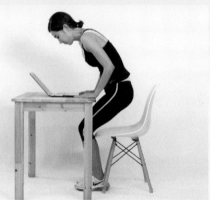

일어나는 동작에서 전달되는 힘이 허리 아랫부분으로 전달되어 허리에 요통을 일으킨다.

요통을 일으키는 원인은 병리학(병의 원인과 발생 과정을 연구하는 학문)을 기준으로 여러 가지 원인이 있지만 잘못된 자세로 인해 요통이 발생했다면 자세 교정으로 빨리 바로잡을 수 있다.

첫 번째 사진은 '스쿼트' 운동을 하는 자세이고, 두 번째 사진은 의자에 앉아 있는 자세이다. 스쿼트 동작은 허리를 편 상태에서 진행되는데, 이렇게 허리를 펴는 동작은 다리의 힘을 더욱 많이 사용하게 된다. 그리고 의자에 앉아 있는 동작에서 허리가 구부러진 상태를 유지할 경우 양손을 짚고 일어나는 과정(세번째 사진)에서 힘이 허리 하부로 더욱 많이 실리게 된다. 우리가 일어나는 동작에서 허벅지와 엉덩이, 그리고 허리 힘의 사용 비율을 3:3:3으로 가정하고 전체적인 협력이 나머지 1을 차지한다고 생각해 보자. 허리를 숙이고 일어날 때 다리의 힘을 제대로 사용하지 않을 경우, 다리의 부족한 힘이 엉덩이로, 엉덩이의 부족한 힘은 허리로 전달된다. 스쿼트 운동을 해야 하는 이유는 올바르게 일어나는 방법을 통해서 허리의 부담을 줄여주고 다리의 기능을 향상시켜 결론적으로 허리의 안정성을 확보하기 위함이다. 또한 의자에 앉았다가 일어나는 과정에서 허리가 부담 없이 일어나는 방법을 배움으로써 허리를 더 오랜 시간 건강하게 사용하기 위해서다.

memo

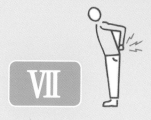

VII

허리 통증 일곱 번째 이야기

슬굴곡근, 대퇴직근, 내전근

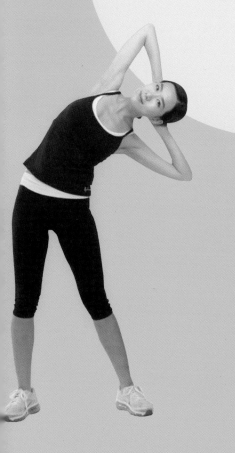

15 슬굴곡근

무릎을 펴고 구부릴 때

좌골신경통과 유사한 증상이다. 이유는 간단하다. 환자가 느끼는 증상의 범위가 좌골신경통과 비슷하기 때문이다. 실제로 슬굴곡근 문제로 인한 통증 문제를 좌골신경통으로 오진하기도 한다.

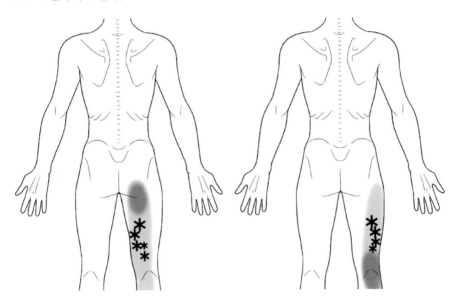

슬굴곡근은 인체의 다리에서 두 가지 기능을 담당한다.

1. 고관절에서는 무릎을 쭉 펴고 그 상태로 뒤로 뻗어주는 역할
2. 슬관절에서는 무릎을 뒤로 구부려 주는 슬관절 굴곡의 역할

슬굴곡근의 대표적인 두 가지 기능 중 첫 번째 기능은 보행과 직접 연관성이 있다. 슬굴곡근이 손상을 받거나 근육이 짧아지게 되면 걸음걸이가 이상하게 바뀌는데, 이는 보행뿐만 아니라 체형의 조건도 바꾼다.

할머니들이 보행기를 사용하는 이유가 바로 슬굴곡근 때문이다. 할머니들은 무릎을 항상 구부리고 걷는다. 이렇게 걸어 다닐 경우 상체가 제대로 설 수 없다.

슬굴곡근은 무릎을 구부리고 펴는 역할이 전부가 아니라 무릎을 폄으로 인해서 허리를 세울 수 있게 한다. 농사를 오래 지으신 할머니들이 무릎을 쭈그리고 활동을 많이 하시면서 허리가 굽은 모습을 보게 되는데, 단순히 허리만 굽은 분들은 그다지 많지 않다. 대개 다리를 다 펴지 못한 채로 걸어 다닌다. 허벅지라고 하는 대퇴부는 단순하게 무릎을 구부리고 펴는 데 사용되는 것이 아니라, 무릎을 올바르게 펴고 구부리는 동작에서 허리를 펴게 만드는 일차적인 역할을 하는 것이다. 따라서 슬굴곡근에 대한 근육이 문제가 생길 경우 허리를 펴는 동작이 제대로 되지 않아서 많은 고생을 하게 된다. 다리를 올바르게 펴지 못하면 지속적인 요통 문제로 이어지게 된다.

이렇게 슬굴곡근이 짧아지거나 기능적인 문제와 연관통으로 인해서 통증을 경험하는 사람이 허리가 아픈 경우에는 허리를 치료한다고 회복되지 않는다. 근본적으로 허리의 연관통과 문제를 일으키도록 만드는 슬굴곡근을 관리해야 한다. 특히 의자에 앉아 있는 동작은 무릎을 펴는 동작이 아니라 무릎을 뒤로 구부리고 있는 동작이다. 이러한 동작을 근무시간 내내 하고 있거나, 집

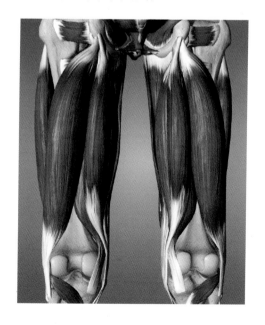

에 와서 쉴 때도 다리를 구부리고 있고, 심지어 식사도 바닥에 앉은 채 한다면 긴장도는 더 심해진다.

이렇게 많은 사람이 다리를 구부리고 생활하다 보니 다리를 펴는 과정에서 허리가 구부러진 다리를 따라 뒤로 끌어내려 가게 된다. 그렇다면 여기서 궁금증이 생길 것이다. 슬굴곡근이 짧으면 허리를 펴지 못하는 이유는 무엇인가? 바로 근육의 구조 때문이다.

슬굴곡근이 연결된 부위는 좌골이라는 골반뼈에서 시작하여 종아리뼈에 붙어 있는데, 이 근육이 지나가는 사이가 비로 무릎이다. 따라서 이 근육이 움직이려면 발목이 엉덩이 방향으로 와야 구부러지는 것이다.

이 두 가지를 잘 지킨다면 허리를 한결 편하게 만들 수 있다.

1. 슬굴곡근이 정상 길이를 유지하도록 수시로 스트레칭을 해야 한다.
2. 근력이 유지되도록 슬굴곡근의 근력 강화 운동을 한다.

사실 다리의 사용이 없으면 허리 아플 일이 지금보다 현저하게 줄어들 것이다. 즉, 허리가 아프다는 것은 다리의 잘못된 사용으로 받은 스트레스로 인해 슬굴곡근이 사용해야 할 힘을 허리가 부담하게 되면서 발생하는 통증이라 할 수 있다. 요통은 결국 '너무 스트레스가 심하니 줄여 주세요'라고 우리에게 보내는 몸의 신호이다. 그런데 근본에 대한 해결은 빼놓고 약을 먹고 잠시 통증이 사라진 것 같은 느낌이 들었다고 바로 같은 활동을 한다면 다음에는 더 심한 요통이 나오는 것이다. 요통이 발생하기 시작했다면 자신의 허리가 그동안 관리가 안 됐다는 것으로 인식해야 한다. 이러한 근육의 문제가 어깨에서 발생하면 어깨 통증이 되고, 목에서 발생하면 목 통증이 된다. 이러한 문제는 모든 관절에서 나타날 수 있으며 누구나 경험할 수 있다. 사람은 모두 근육을 사용하기 때문이다. 이렇게 사용된 근육을 제대로 회복시키지 못하면 결국 통증이 해소될 수 없으며 더 심각한 이차 증상이 나타날 것이다. 근육에 어떠한 신호가 온다면 그냥 넘기지 말고 반드시 원인과 방법을 찾아야 한다.

슬굴곡근 테스트

- 의자 2개를 놓고, 한쪽에는 엉덩이를 살짝 걸터앉고, 다른 의자에 한쪽 발을 올려놓는다.
- 이 상태에서 상체를 앞으로 숙일 수 없다면 슬굴곡근이 많이 짧다는 의미이다. 반드시 스트레칭을 실시해야 한다.
- 만약 손끝을 넘어 손목까지 간다면 근력운동으로 힘을 보강해야 한다.

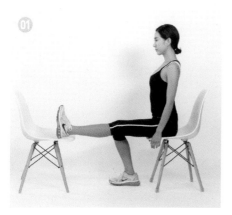
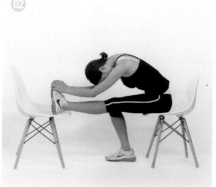

- 슬굴곡근의 테스트와 스트레칭은 동일하게 실시하는데, 부족하다면 충분한 스트레칭을 통해서 양손이 발끝에 닿을 수 있는 평균 지점까지 노력해야 한다.
- 스트레칭 시간은 각각 1분씩 3~5회를 반복한다.

슬굴곡근 근력운동 1

요통이 있는 상태라면 일어서거나 엎드려서 하는 슬굴곡근 운동이 부담될 수 있다.
누워서 하면 보다 안전하게 할 수 있다.

∘ 먼저 무릎 뒤쪽에 양손으로 깍지를 끼고 준비 자세를 취한다.

∘ 내쉬는 호흡에 발바닥을 천장에 붙이겠다는 생각으로 무릎을 펴준다.

∘ 이 동작은 한쪽 다리에 20회를 기준으로 3세트를 실시한다. 세트와 세트 사이의 휴식
  시간은 1분을 넘지 말고 이어서 실시한다.

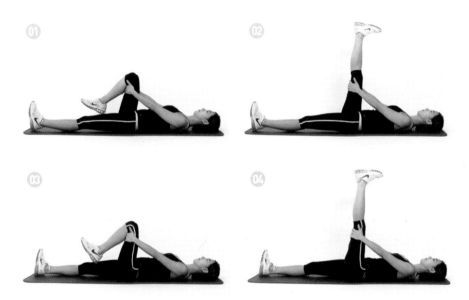

슬굴곡근 근력운동 2

100m 달리기 선수들의 준비 동작을 응용하여 만든 운동이다.

- 준비 자세에서 뒷발의 무릎은 앞발의 발뒤꿈치 끝에 있도록 위치한다.

- 내쉬는 호흡에 앞발을 이용하여 그대로 일어나면 앞쪽 다리의 슬굴곡근이 스트레칭
  되면서 무릎 앞쪽 근육과 함께 사용되는 펌핑감을 느낄 수 있다.

- 한쪽 다리를 10회 기준으로 20회가 가능할 때까지 늘려 간다. 양발이 한 세트이며
  3세트를 실시하고 휴식 시간은 1분을 넘지 말아야 한다.

주의 사항은 뒷발은 그저 보조일 뿐이다. 앞발의 힘을 이용하여 일어나야 앞쪽으로 나와 있는 다리의
슬굴곡근이 자극된다.

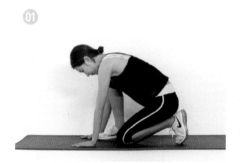

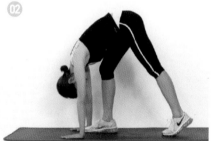

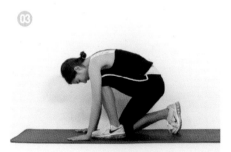

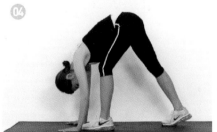

근육은 기억시킨 다음
움직여야 한다

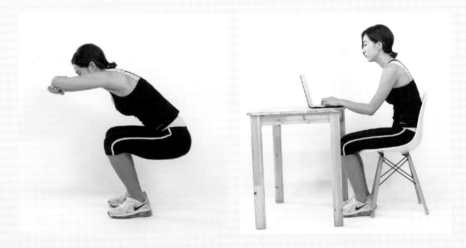

근육에 기억력이 있다고 하면 사람들은 의아해한다. 뇌는 모든 정보를 저장하는 공간이며 여기 저장한 내용을 신경으로 전달한다. 신경은 이 정보를 연결된 근육으로 전달하고, 그로 인해서 우리는 활동과 운동이 가능해진다. 그래서 처음에는 어려웠던 동작도 시간이 지나고 반복함에 따라서 더욱 잘하게 되는 것이다.

앞으로 할 활동과 운동을 미리 근육에 기억시켜둔다면 급작스러운 활동에도 우리의 인체는 잘 견뎌줄 것이다. 운동부터 무턱대고 하지 말라고 하는 것은, 아직 운동할 수 있는 준비도 되지 않았는데 운동하겠다고 무리하게 움직이지 말라는 뜻이다. 우리의 근육이 기억하는 움직임은 5밖에 안 되는데 10 이상을 움직인다면, 그 차이가 과도한 스트레스로 전달되고, 이러한 스트레스가 주기적으로 들어오면 근육도 인대도 손상을 받는다. 어깨운동을 하다가 너무 아파서 병원을 가니 "회전근개 손상입니다"라는 진단을 받는 사람들의 경우가 여기에 해당한다. 자신이 허용할 수 있는 범위를 인지하지 못하고 그보다 큰 범위의 움직임을 이용하다 보니 자연스럽게 손상이 일어나는 것이다.

올바르게 학습해야 한다. 그리고 반복해야 한다. 그래야 우리의 근육이 좋은 것을 기억하고 습관처럼 좋은 행동으로 이어지게 만들어줄 것이다.

일상생활 중 의자에서 생활하는 비중이 커지면, 인체가 기억하는 척추의 모양은 '역 C'자 모양이 된다. 이렇게 기억된 척추의 모양은 시간이 흐를수록 점점 더 심하게 변화되고, 이를 교정하고자 운동을 하게 되면 인체는 평소 유지하는 자세와 교정하려는 자세와의 반대 자세에 대한 자극에 대해 놀라게 된다. 갑자기 안 하던 동작을 해야 하기 때문이다. 스쿼트를 할 때 허리가 구부러진 채로 앉게 되는 것처럼 말이다. 앞의 사진은 의자에 앉아 있을 때의 모습과 유사하지 않은가? 아직 근육이 이 동작을 기억하지 못하고 있어 저런 자세가 나온다.

언제 가능할지 모르는 스쿼트를 강제적으로 진행할 것이 아니라, 허리의 정상적 포지션에 대한 사전 학습으로 스트레칭을 우선적으로 진행하여 사전 기억을 인지시키고 난 후 운동한다면 보다 안정적으로 운동을 진행할 수 있게 된다.

16 대퇴직근

윗몸 일으키기를 할 때

대퇴직근은 다리를 들어올리는 모든 동작에서 사용되는 근육이다. 또한 누워서 다리가 고정된 상태에서 상체를 들어올리는 동작에서도 사용된다. 예를 들면, 과거 체력장에서 사용된 '윗몸 일으키기' 시 보조자가 다리를 잡아주고 윗몸을 일으킬 때 다리의 근력이 사용된다. 흔히 윗몸 일으키기를 할 때는 복근만을 사용하는 것으로 착각할 수 있지만, 허리의 힘이 부족할 때 고정된 다리의 힘이 보상 작용(사용하고자 하는 근육에 힘이 부족할 경우, 대신해서 사용되는 근육의 작용)으로 사용된다. 대퇴직근이 약하면 다리를 사용하는 데 있어서 무릎의 통증을 자주 나타내게 되는데 그 중 하나가 무릎 정 중앙의 슬개골 통증이다.

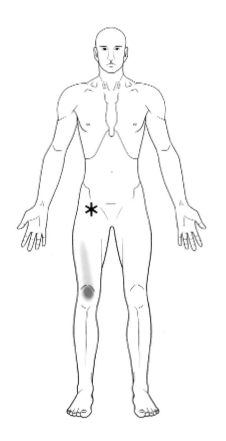

이러한 통증의 형태는 다음과 같다.

1. 쭈그려 앉을 때 무릎이 시큰하면서 통증이 발생한다.
2. 의자에서 앉고 일어나는 동작에서 무릎이 시큰하다.

3. 운동 시 무릎을 구부리는 동작에서 무릎 정중앙에 통증을 느낀다.

4. 계단과 등산처럼 올라가고 내려가는 동작에서 무릎에 통증이 발생한다.

만약 이런 증상을 보인다면 실제 무릎의 문제로 인한 통증이 아니라 슬개골과 연결된 대퇴직근의 기능상 문제일 가능성이 있다. 이러한 문제는 통상적으로 의자에 오래 앉아 있는 사람들에게서 흔히 나타나는 증상으로 슬굴곡근과 연관성이 무척 높다. 의자에 앉아 있는 경우 의자에 지속적인 압박과 눌림 작용으로 슬굴곡근이 스트레스를 받게 된다. 슬굴곡근은 짧아지고 대퇴직근은 늘어난다. 근육이 늘어나는 과정에는 세 가지가 있다. 첫째, 스트레칭할 때다. 둘째, 근육 운동 시 이완 동작을 할 때 근육이 늘어난다. 셋째, 의자에 앉아 있는 동작처럼 길항작용(근육이 주동근에 반대로 작용, 슬굴곡근이 무릎을 구부리지만, 잘 구부러지게 따라오는 근육은 대퇴의 전면부 근육이다)에 의한 강제적 이완이 있다. 걸어다니는 동작에서 슬굴곡근은 이완되고, 대퇴직근은 긴장해야 한다. 하지만 실제로 그와 반대되는 생활 패턴이 문제를 만든다.

근육은 다른 기관과 달리 힘을 포함하고 있기 때문이다. 근육은 늘어난 근육의 길이만큼 힘이 늘지 않는다. 힘을 사용하지 않고 오랜 시간 자연적으로 늘어난 근육은 나이를 먹음에 따라서 자연적으로 감소하는 근육량과 힘의 감소로 이전보다 기능이 못하게 된다. 부족한 근육의 힘은 건(tendon: 근육에서 뼈로 연결해 주는 조직)으로 전달되고 슬개골과 연결된 슬개인대(뼈와 뼈를 연결해 주는 조직)에도 영향을 미치게 된다.
슬개인대 또는 슬개건에 염증과 통증이 생기면 슬개인대염증 또는 슬개건염이라는 진단을 받는데, 근 골격계에서 발생하는 대부분의 통증들과 염증의 시작은 근육에서 시작된다고 볼 수 있다.

근육은 외부에서 들어오는 힘에 대해 저항하고 버티는 힘을 가지게 되는데, 어떠한 이유로 힘이 줄어들어 근육이 버티지 못할 경우 그 스트레스를 건으로 전달하여 힘을 보조받으려는 경향을 보이게 된다. 여기서도 부족할 경우 인대로 요청이 전달된다. 상시적인 근육 스트레스를 회복하기 위해 관리를 하는 이유가 바로 여기에 있다. 지속적으로 요구되는 활동 대비 회복 부족은 근육 스트레스(근육이 사용되는 모든 활동)를 감당하지 못하고, 통증과 염증을 유발한다.

대퇴직근을 관리하는 것은 일차적으로 무릎의 통증을 낮추기도 하지만, 허리 근육을 위한 것이기도 하다. 대퇴직근은 앞서 설명한 장요근의 허리 근육과도 밀접하게 연관성이 있다. 장요근이 대퇴직근을 동반해서 사용되기 때문이다. 허리의 움직임과 골반의 움직임에서 대퇴직근은 상호 협력 관계에 있다. 협력 구조 중 하나가 무너지면 다른 하나도 타격을 받는 것은 당연하다. 허리의 안정성에서 이 두 가지 근육은 굉장히 중요하다.

흔히, 대퇴직근의 문제는 요근 문제를 동반한다. 사람이 걷는 동작을 보면 '발목 → 무릎 → 고관절 → 허리'의 순서로 사용된다. 무릎에 문제가 있으면 발목과 고관절도 함께 관리되어야 한다. 다리의 근력은 고관절로, 고관절의 근력은 허리로 전달되기 때문이다. 다리의 힘이 약하면 허리를 사용하는 입장에서 다리에서 부족한 힘을 고관절로 전달하고 고관절에서 부족한 힘을 허리에서 보상하려는 작용으로 인해 허리가 아픈 경우가 많아서 다리의 스트레칭과 근력 발달이라는 두 가지 측면의 관리가 결국 허리의 부담을 줄여주는 방법이 될 수 있다.

우측의 사진은 다리를 스트레칭하는 자세이다. 그런데 허리가 전만이라는 커브를 가지게 된다. 다리를 스트레칭시키는데 허리가 펴지는 것이 이상하지 않은가? 이것이 근육의 연결성이다.

이 동작을 거꾸로 하면, 무릎은 사진보다 몸 앞쪽으로 오게 되며 허리는 자연스럽게 구부러지는 동작을 하게 된다. 이게 심한 사람이 바로 할머니들이다. 허리를 펴지

못하기 때문에 허리를 못 펴도록 하는 것이
결국 다리에서도 발생할 수 있다고 생각할
수 있다. 이렇게 다리가 구부러진 원인은 슬
굴곡근이 첫 번째, 대퇴직근이 두 번째이다.
그로 인해서 최종적으로 허리를 펴지 못하
는 상황에까지 이른다.

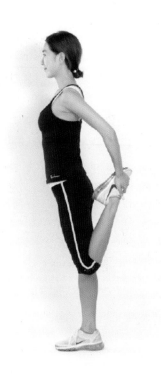

3개월만 하면 좋아지나요?

대개 회원들은 3개월 이상 운동을 힘겨워한다. 요통이 나타나는 시점은 며칠 또는 몇 달 상간일지 몰라도, 요통이 나오기까지 걸린 기간은 수년 또는 몇십 년이 될 수 있다. 이러한 증상이 몇 달 만에 완치가 가능하다면 정말 좋겠으나(3개월 안에 회복되는 경우도 있다) 인내심을 갖고 지속적으로 관리해야 한다. 근육은 우리가 사용을 멈추는 그날까지 사용된다. 근육을 얼마나 잘 사용하느냐에 따라서 생활의 만족도가 달라진다.

시술만 40여 차례를 했음에도 소용없었던 분이 있었다. 그 후 열심히 운동하여 몸이 나아져 잘 활동하게 되었지만 운동을 게을리하여 통증이 다시 몰려왔다. 그래서 운동을 처음부터 다시 하게 되었다. 중요한 것은 근골격계 질환 예방을 위해 꾸준하게 운동하는 것이다. 한 번 망가진 신체는 더 나빠지지 않도록 관리하는 방법 말고는 없다. 결코 이전과 같은 상태로 되돌릴 수 없다.

우리 근육이 앞으로 얼마나 좋아지느냐도 중요하지만, 얼마나 관리가 부족했는지를 알고 관리의 필요성을 충분히 인지해야 한다. 그래야 필요 이상의 기대를 하지 않고 지루하게 생각하지 않으며, 지속적인 관리 속에 변화에 이를 수 있다. 나도 모르는 사이에….

대퇴부 테스트

- 양발을 모으고 일어선 상태에서 한쪽 발의 무릎을 뒤로 접고 한 손으로 발등을 잡는다. 무릎을 구부렸을 때 구부린 무릎이 서 있는 무릎과 일자가 된다면 근력운동과 스트레칭의 비율을 5대 5로 실시하면 된다.

- 만약 이 동작이 되지 않거나, 동작을 취했을 때 몸이 뒤틀어지거나, 두 번째 사진처럼 무릎이 서 있는 발보다 앞으로 많이 나와 있다면 스트레칭이 부족하다는 의미다. 따라서 스트레칭의 비율을 높여야 한다.

- 다리를 뒤로 구부리고 발등을 손으로 잡아서 엉덩이 방향으로 내쉬는 호흡에 당겨 주고, 1분을 기준으로 3~5회를 반복하여 실시한다. 이 동작이 힘들거나 허리가 아프다면 다른 스트레칭으로 보강한다.

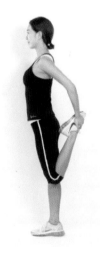
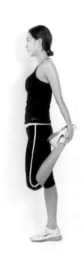

무릎 꿇고 하는 대퇴부

● 무릎을 꿇고 하는 경우는 앞쪽 다리를 90도보다 조금 앞쪽으로 위치하고, 뒷발을 구부린 상태에서 발등을 잡고 엉덩이 방향으로 당겨 준다. 만약 이 동작을 할 때 중심이 잘 안 잡히면 한 손은 벽에 손을 기대고 중심을 잡아도 된다. 좌우 번갈아 실시한다.

● 1분을 기준으로 3~5회를 반복하여 실시한다.

● 스트레칭을 할 때는 항상 과도하게 하지 말아야 한다. 근육이 스트레칭으로 인지할 수 있도록 충분한 시간이 허락되어야 한다.

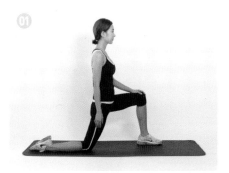

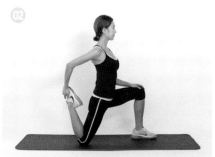

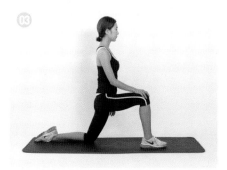

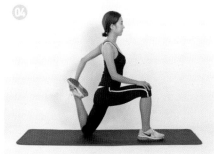

- 엎드려서 실시할 경우는 한쪽 다리를 허리만큼 끌어올려 주고 반대쪽 발의 발등을 손으로 잡아 엉덩이 방향으로 끌어당기면 된다. 좌우 번갈아 실시한다.

- 1분을 기준으로 3~5회를 실시한다.

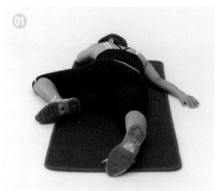

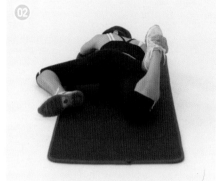

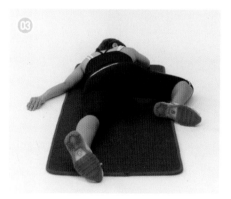

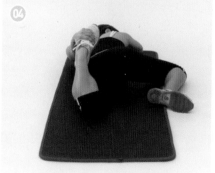

대퇴부 근력운동

대퇴부 앞부분을 운동할 때는 반드시 뒷부분과 같이 운동해야 한다.

흔히 다리 운동을 할 때 갖고 있는 고정관념이 있다. 다리를 완전히 쭈그려 앉지 말라는 것이다. 하지만 생활 속에서는 쭈그려 앉는 동작을 자주 한다. 과연 이 동작은 하면 안 되는 것일까?

이 동작을 하지 않는 이유는 무릎에 무리가 간다는 것인데, 만약 이게 문제라면 역도 선수들은 이미 무릎이 안 좋아 모두 휠체어를 타고 있을 것이다. 그렇다면 역도 선수들은 처음부터 쭈그려 앉는 동작으로 운동했을까? 물론 아니다. 연습을 통해서 앉는 동작에 대한 인식이 다리에서 할 수 있다고 학습되었기 때문이다.

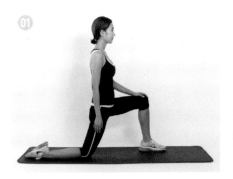
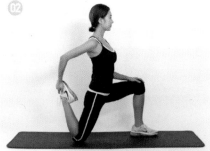
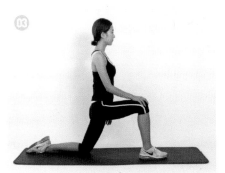
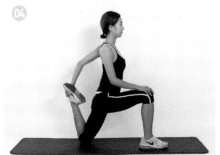

사진의 동작은 본원에서 재활운동 중 사용되는 동작으로, 스트레칭과 함께 시행되고, 사진의 순서대로 진행하면 충분히 가능하다. 그러므로 두려워하지 말고 진행할 것을 당부드리며, 만약 통증이 나타난다면 스트레칭을 더 자주 하고 차근차근 진행한다면 충분히 가능할 것이다.

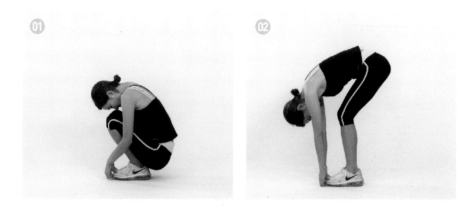

위의 동작은 양발을 모으고 양손으로 발끝을 잡고서 충분히 앉은 상태에서 진행해야 한다. 어설프게 앉으면 슬관절에 더 무리가 가기 때문이다.

벤트 오버 스쿼트를 할 때 주의점

Section 05

이 동작을 할 때 추가로 발생하는 문제는 내려가는 동작에서 발뒤꿈치가 뜬다는 것이다.

이것과 유사하게 스쿼트를 할 때도 발뒤꿈치가 뜨는 경우 플레이트(중량 원판 작은 것)를 발뒤꿈치에 대고 하는 경우가 종종 있다. 하지만 절대로 이렇게 하면 안 된다. 발뒤꿈치가 뜨는 것은 종아리 근육의 짧아짐 증상이 스쿼트가 진행되는 과정에서 발목의 가동 범위가 나오지 않아 발목의 제한된 범위가 발뒤꿈치를 들리게 만드는 것이다. 이는 발목 스트레칭을 충분하게 실시하고 가동 범위를 확보하는 과정에서 대퇴부 운동을 병행하는 것이 바람직하다. 그냥 내버려두거나 다른 동작으로 변형하여 진행한다면 장기적으로 발목의 가동성에 대한 제한이 더 커진다는 것을 분명하게 인지해야 한다.

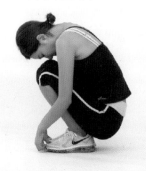

쪼그려앉았을 때 허리가
지나치게 굽은경우

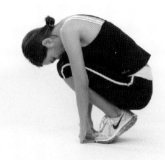

쪼그려앉았을 때 뒷금치가
들리는 경우

알아두기 ▶▶▶ 근육통과 통증(Soreness & Pain)

'Soreness'와 'Pain'은 사전적 의미로 '통증'을 의미한다. 그러나 보디빌딩에서 'Soreness'는 운동 후 나오는(근섬유의 적절한 손상에 의해서 표현되는 발달 과정 중에 나오는 증상인) '근육통'의 의미로 쓰인다. 'Pain'은 손상과 같은 의미에서의 '통증'으로 쓰인다. 피트니스센터에서 운동해 본 대부분의 사람들은 근육통을 경험하지만 그러나 근육통과 손상을 잘 구별하지 못한다. 근육통인 줄 알고 며칠을 기다려도 통증이 가시지 않자, 병원에 가서 확인해 본 결과 '근육통'이 아니라 '통증'과 '손상'인 것으로 밝혀지는 경우가 종종 발생한다. 근육통과 손상에 대한 구별이 중요한 이유는 치료 시기를 놓치면 오히려 운동 한 번으로 몇 달을 고생해야 하기 때문이다.

손상과 근육통을 구별하는 첫 번째 방법은 운동하고 난 후 2~3일 정도가 지나도 통증이 감소하지 않는다면 병원에 방문하여 검사를 받아야 한다. 자극받은 근육 손상이 회복하는 데 걸리는 시간이 최대 72시간 정도이다. 그러나 어깨, 팔, 종아리와 같은 근육은 대략 이틀 정도면 어느 정도 회복을 보인다.

다만 다리, 허리, 엉덩이와 같이 큰 근육들은 최대의 강도로 진행했을 겨우 최대 100시간이 필요하기도 하다. 물론 여기에는 사람마다 회복하는 차이가 있다. 양질의 영양소 섭취와 수면과 근육의 회복 조건에 따라 72시간 안에 회복하기도 하지만, 어떤 사람은 일주일 내내 근육통에 시달리는 경우도 있다. (통증과 근육통의 차이는 점차 감소하는지와 아픈 부위가 붙는지, 그 정도의 차이로 이해할 수 있다.)

두 번째는 근육통이 심해서 버티기 힘든 경우 타이레놀을 복용하게 되는데, 복용 후에도 통증이 가라앉지 않는다면 이는 손상으로 의심해 볼 수 있다. 근육 운동을 하게 되면 근육은 미세손상(Microtrauma)이 생기게 되고 이러한 손상은 운동 후 섭취하는 탄수화물, 단백질, 지방, 비타민 등을 통해서 수면 시 나오는 호르몬과 함께 근육을 복원하고 재건하게 되는 과정에서 회복된다. 그러나 손상이라는 것은 잘 먹고 잘 쉰다고 하더라도 쉽게 회복하지 않기 때문에 반드시 병원에 가서 전문의에게 도움을 받아서 검사와 치료를 병행해야 한다.

재활운동을 하다 보면 간혹 놀랄 일을 경험한다. 어머니의 다리가 부러졌는데 나에게 전화를 걸어 어떻게 해야 되냐고 물어봐서 119에 얼른 전화하라고 했던 적도 있다. 이런 경우 무조건 병원에 가야 한다! 골절을 포함한 모든 근골격계 질환은 일차적으로 전문의에 진단과 처방이라는 전제 조건 하에 운동이 적용되어야 한다. 나 역시 의사의 조언과 진단을 기준으로 회복 운동을 진행하고 있다. 의사가 환자들을 회복시키는 가운데 추천을 하기도 하고, 의사 선생님이 직접 와서 재활운동을 하는 경우도 있다.

17 / 내전근

다리를 모으고 벌리는 근육

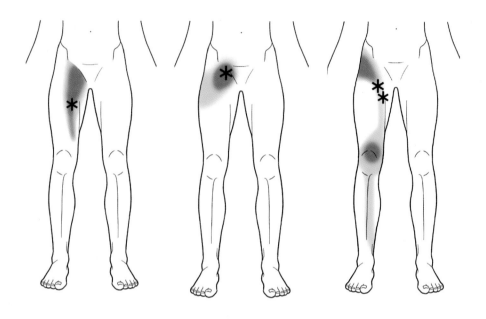

내전근이라고 하면 흔히 다리 안쪽 근육이라고만 생각하지만 내전근이 고관절에서 담당하는 기능은 우리가 생각하는 것보다 훨씬 더 중요하다. 여성에게는 통증의 영역도 아주 중요한 위치를 차지한다. 남성에게는 운동할수록 고관절을 더욱 신경 써야 하며, 여성은 내전근의 관리를 통해서 평상시 서혜부와 다리 안쪽의 통증을 경험하지 않도록 주의해야 한다. 여성이 남성보다 내전근을 많이 사용하기 때문이다. 하지만 여성이라고 하여 무조건 내전근 근막통증상 경험을 많이 하는 것이 아니다. 많은 사용에 대해서 회복이 부족할 경우 이러한 증상이 나타날 수 있는 여지가 상대적으로 높아지는 것이다.

내전근은 기능이 간단하다. 다리를 모아주고, 벌리는 데 제한을 하는 것이다. 즉 너무 많이 벌려지지 않도록 도와주는 기능이다. 다리 근육을 유심히 보면 앞쪽 근육(대퇴사두근: 대퇴직근, 중간광근, 외측광근, 내측광근)이 있고 뒤쪽 근육(슬굴곡근: 반건양근, 반막양근, 대퇴이두근 장두)이 있다. 또한 바깥쪽 근육(외전근: 소둔근 중둔근, 대둔근, 이상근), 그리고 가운데 근육(내전근: 장내전근, 단내전근, 대내전근)이 있다. 즉, 고관절은 4가지의 기본 움직임과 회전 동작을 포함한 다양한 움직임이 가능하도록 설계되어 있다. 여기서 중요한 것은 그 중심에 내전근이 있다는 것이다. 사실 내전근은 생활에서 큰 힘을 사용하거나 운동 시에 많이 사용한다기보다는 모든 동작에서의 통제와 조절을 통해서 고관절이 제 위치에서 활동할 수 있도록 하는 역할을 담당하고 옆으로, 앞으로, 뒤로 뻗는 동작에서 중립자로서의 고관절 통제로 기능한다. 아울러 내전근의 통증은 남성과 여성 생식기의 통증과도 직접적으로 연관돼 있다는 특징이 있다.

내전근의 통증 양상은 다음과 같다.

1. 여성의 경우 질이나 직장과 골반 내 통증을 호소한다.

2. 다리 안쪽와 서혜부(다리와 골반의 사이 지점) 통증을 호소한다.

3. 다리 안쪽에서 뜨겁고 쏘는 듯한 느낌을 받기도 하며, 가끔 따끔따끔하다는 느낌을 표현하기도 한다.

4. 고관절의 관절염으로 오진되기도 한다.

주요 통증이 다리 안쪽과 골반, 그리고 생식기 부분에 발생하므로 내전근 관리는 필수적이다.

만약 자신의 통증 및 불편한 부위가 그림과 같은 부분에서 일어나고 있다면 반드시 내전근을 회복시켜야 한다. 항상 강조하는 얘기지만 근육은 사용이 먼저가 아니라 회복이 우선되어야 한다. 그래야 사용을 잘할 수 있다. 아울러 사용한 후에는 반드시 회복을 우선시하여 다음 사용이 잘될 수 있게 해야 한다. 즉, 운동으로부터 받은 긴장에 대해서 단축(근육의 길이가 짧아지는 현상)되는 상태를 예방하고 정상 길이로 되돌아올 수 있도록 스트레

칭을 해야 한다. 다만 근막 스트레칭은 여러 가지의 근육을 동시다발적으로 회복시킨다
기보다는 하나하나의 근육을 올바르게 스트레칭시키는 데 그 목적이 있음을 기억하자.

내전근 테스트

- 먼저 앉아서 양 발바닥을 가지런히 모으고 뒤로 조심스럽게 누워서 힘을 뺀다.
- 무릎 안쪽의 높이가 다를 경우, 한쪽 내전근이 서로 다르게 긴장하고 있다고 볼 수 있
  다. 따라서 이럴 때는 스트레칭을 통해서 양쪽 다리의 균형을 맞춰야 한다.

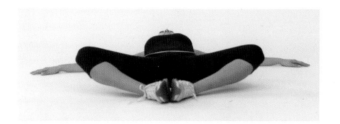

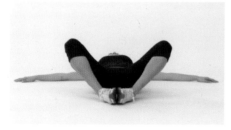
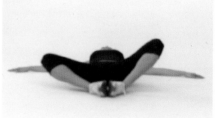

만약 사진과 같이 양쪽 내전근이 너무 짧거나, 한쪽이 비대칭한 경우라면, 반드시 스
트레칭을 통해서 균형을 확보해야 한다.

Section 02 — 내전근 스트레칭

- 앞서 보았던 불균형한 내전근의 모양에서처럼 한쪽 내전근의 단축이 보일 경우 짧은 쪽을 스트레칭시켜 균형을 확보한다.

- 만약 양쪽 다 단축되어 있다면, 양쪽 모두 아래의 스트레칭 방법으로 실시할 수 있다.

- 스트레칭은 1분씩 3~5회를 기준으로 양쪽 모두 실시하되, 만약 고관절에 불편함과 통증이 발생한다면 앞서 진행된 고관절 스트레칭과 함께 한다. 스트레칭의 유지 시간 은 차근차근 늘려가며 실시하도록 한다.

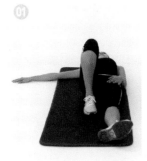 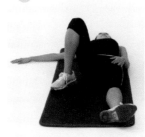 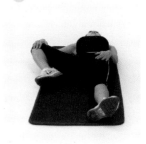

Section 03 — 내전근 근력운동

내전근 근력운동의 경우 한쪽은 근력운동으로, 다른 한쪽은 스트레칭으로 작용한다. 따라서 어느 한쪽을 기준으로 운동을 하는 것이 아니라 양쪽 모두 동시에 긴장과 스트 레칭이 이루어진다.

- 의자를 앞에 두고 바르게 선 상태에서 양손으로 의자의 등받이 위쪽을 잡는다.
- 양발을 어깨의 3배 정도 넓이로 벌리고, 한쪽 무릎을 사진처럼 구부리고 앉는다.
- 원래 상태로 돌아와서 반대쪽 무릎을 구부리고 앉는다.

● 20회를 기준으로 2~3세트를 실시한다.

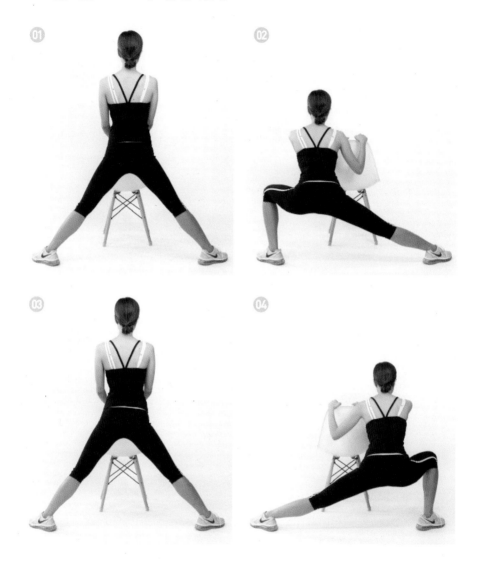

만약 한쪽 무릎을 구부리는 과정에서 통증이 발생한다면, 앞서 설명한 슬굴곡근 스트레칭과 운동, 대퇴직근 스트레칭과 운동을 실시하고 내전근 스트레칭과 운동의 순서로 진행한다면 좋은 효과를 기대할 수 있다.

돈 주고 이 짓을 해야 하는가?

운동을 하면 인체는 여러 가지 반응을 경험한다. 극심한 피로감과 근육통, 그리고 체력 저하 현상 등 이상한 증상들이 나오게 되고 심지어 운동 중 구토 증상을 일으키기도 한다. 이는 인간이 외부에서 들어오는 운동에 대한 자극에 대하여 반응하는 생리학적인 증상인데, 이러한 증상을 경험한 사람 중에는 잘 이겨내는 사람이 있는가 하면 난 무서워서 못하겠다고 하는 사람들이 있다. 결론부터 말하자면 힘들지만 그리고 어렵지만, 꼭 해보라는 얘기다. 이 얘기는 토할 때까지 운동하라는 의미가 아니다. 구토 증상이 나올 정도라는 것은 운동을 너무 극심하게 한 경우이다. 스스로의 범위를 정할 수 없을 때는 가볍게 시작하는 것이지, 무턱대고 내 한계점이 어디인지 확인하겠다는 생각으로 운동하다가는 결국 다음 날부터는 집에 누워서 3일 동안 '왜 그랬지? 왜 그랬을까?'하면서 후회하게 된다.

그렇다면 왜 이걸 해야 할까? 아마도 가장 많이 하는 고민일 것이다. 우리의 인체는 외부의 환경에 적응하게 되어 있다. 외부 환경이 힘들면 힘든대로 적응하고 외부 환경이 편하면 편한대로 적응한다. 즉, 우리의 근육은 생활 중에 올바르게 사용되는 법이 별로 없다. 이동할 때는 자가용 또는 택시로, 집에서는 의자에서 쉬면서 한정된 활동 범위 안에서 생활하게 된다. 이렇게 활동 범위가 제한된 상태로 활동하다 보면 결국 인체는 그 범위를 넘어서지 못하게 된다.

이러한 범위를 근육이 결정하는 것이기 때문에 문제가 되는 것이다. 또한 근육은 심장과 내장 기관 이외에도, 체지방의 연소, 체온 조절, 혈액의 흐름 등 수많은 기능을 담당한다. 우리가 편하게 생활하는 활동에서는 온도 조절이나 혈액의 흐름이 크게 필요하지 않다. 체지방 역시 활동이 없는 상태에서는 에너지를 굳이 연소하여 생산할 필요가 없으므로 연소되지 않고 섭취하고 남은 칼로리를 저장하는 활동에만 치우치게 되어 비만으로 이어지는 것이다.

그러나 우리가 피트니스센터에서 근력운동을 하거나 요가, 필라테스, 크로스핏 등 다양한 활동을 통해서 현재보다 높은 수준의 활동을 일으키게 되면 인체는 처음 '쇼크기'를 경험하게 된다. 그러나 근육통을 일정 기간 느끼고 회복하는 가운데 조금씩 발달을 이루며 변화된 환경에 적응한다. 그리고 일상생활로 되돌아갔을 때는 이전보다 더 나은 컨디션과 체력을 보유하게 되고 우리는 이것을 '활력'이라고 한다. 즉 활동하는 데 힘이 생겼다는 의미이다. 그래서 나는 모든 사람에게 근력운동을 권하고 싶다. 편리한 생활은 물론 우리에게 여러모로 정말 좋은 것이다.

그러나 편리한 것과 약해지는 것은 구분되어야 한다. 결국 근력은 사용하지 않는 만큼 줄어들고 약해진다. 허리가 아픈 사람은 더 아프게 될 것이고, 근육량은 감소할 것이다. 인간의 근육은 사용하는 만큼 발달한다. 내가 굳이 사용할 필요가 없는 근육은 알아서 퇴화한다.

문제는 근육의 연결된 구조가 관절이라는 데 있다. 관절의 안정성 기능을 담당하는 근육이 퇴화하게 되면 관절의 손상은 피할 수 없게 된다. 충격을 일차적으로 흡수해야 하는 근육이 충격을 흡수하지 못한다면 건으로 전달하고, 건에서 인대로 전달하며, 그보다 더 높은 충격이라면 골절로 이어진다. 그래서 우리는 반드시 근육을 발달시켜야 하는데 발달시키는 과정에서 회복이 중심이 되어야 한다. 앞서 설명한 대로 회복에는 수면과 스트레칭이 중요하다. 어깨가 아픈 사람은 수면으로도 회복되지 않는다. 이미 수면으로부터 회복할 수 있는 시점을 넘어섰기 때문이다. 강제로라도 외부 환경을 강력하게 몰아붙여 내부 환경이 튼튼함을 유지할 수 있도록 만들어야 한다. 만약 근력을 이용하는 일을 하고 있다면, 이 역시도 반드시 근력운동을 해야 한다. 일하면서 사용되는 근력은 균형이 맞는 근력이 아닌 한쪽 근력의 사용이다. 즉, 한쪽으로 치우친 근력이라는 것이다. 근력운동에서 사용되는 운동 방법은 평형성 운동을 기본으로 한다. 근력운동을 통해서 양측 균형을 맞추기 위한 노력은 한쪽으로 과도하게 사용된 근육은 회복을 우선으로 실시하여, 근육의 균형 능력을 유지하도록 하는 데 있다.

피트니스센터든 요가든, 필라테스든 많은 종류의 근력운동이 있다. 스스로가 선호하고 오랜 시간 할 수 있을 것 같은 운동을 선택하여 적어도 주 3회 또는 2회 정도를 1년 정도 하라고 권장한다. 물론 금전적인 여유가 있다면 1대 1 PT를 꼭 받아 보라고 권유하고 싶다. 스스로 정할 수 없는 운동 프로그램과 방법을 전문 트레이너가 알려 주고, 느끼며, 변화되는 신체의 모습을 보면서 스스로가 관리할 수 있는 기준을 배운다는 것은 아주 유용하다. 그러나 PT를 받지 않는다고 하여 운동을 못 하거나 몸이 좋아지지 않는 것은 아니다. 얼마든지 할 수 있는 방법들이 있다. 이미 수많은 운동 서적들이 운동하는 방법에 대해서 제시하고 있다.

다만 시간을 줄여 주는 하나의 방법으로, 이미 전문적으로 운동하는 퍼스널트레이너들과 함께한다면 운동 목적에 따른 효과에 도달할 수 있는 시간이 보다 줄어든다. 다만, 이 역시 본인 스스로가 배우고 익힌 것을 실천하지 않는다면 목표를 달성하는 일은 없을 것이다.

memo

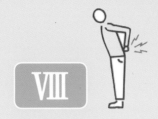

VIII

허리 통증 여덟 번째 이야기

상시 사용근 중 대퇴근막장근 근막통 증후군
& 복직근 선택적 사용근 중 근막 통증상

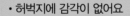

- 허벅지에 감각이 없어요
- 허벅지 바깥쪽이 아파요
- 무릎과 발목 바깥쪽에 통증이 느껴져요

18 상시 사용근 중 대퇴근막장근

소둔근 · 중둔근과 함께하는 근육

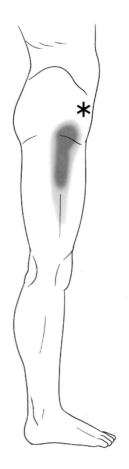

대퇴근막장근은 참 조용하게 고관절을 망가뜨리는 근육 중 하나이다. 이 근육은 혼자 움직일 수 없고 함께 움직인다. 이 근육이 움직이기 위해서는 소둔근, 중둔근이 함께 작용해야 하는데, 앞서 소둔근(24쪽 참고)은 가짜 좌골신경통으로, 중둔근(28쪽 참고)은 요통의 핵심 근육으로 설명했다. 이 근육은 고관절에서 내회전과 외회전이라고 하는 안쪽 바깥쪽으로 움직이는 과정에서 안전하게 움직이도록 도와주는 근육이다. 스트레칭할 때 소둔근과 중둔근을 먼저 스트레칭하고 난 후 이어서 대퇴근막장근을 동시에 스트레칭시켜주면 고관절 회복에 좋은 효과를 볼 수 있다.

그림에서 보이는 것처럼 허벅지 바깥쪽으로 방사되는 불편함은 통증이 나오는 외측광근이라는 근육을 자극하고 불편하게 하여 근육을 사용에 제한을 준다. 고관절에서 소둔근과 중둔근의 문제가 대퇴근막장근과 함께 이상 증상이 생기고 대퇴부 바깥쪽으로도 불편한 느낌을 들게 만든다. 그래서 대퇴근막장근을 표현할 때 골반과 대퇴골을 연결하는 작은 다리라 표현한다. 대퇴근막장근에 대한 통증을 보면 대전자낭염과 비슷한 증상이 나오게 되는 터라, 간혹 '대전자낭염'으로 오진되기도 한다. 수면 시 통증이 있는 부위쪽으로 눕지 못한다. 또한 대퇴무감각증을 가지고 있는 환자들이 있다면 이 근육을 반드시 확인해 보라고 강조하고 싶다.

무릎 바깥쪽과 발목까지도 그런 증상이 나타나는데, 통증 패턴을 정리하면 다음과 같다.

1. 대전자낭염처럼 허벅지 바깥쪽에 통증과 느낌이 나타난다.

2. 대퇴 무감각증과 같이 허벅지에 감각이 없는 것처럼 느껴진다.

3. 허리 아랫부분과 엉덩이에도 통증이 있다.

4. 무릎과 발목에 바깥쪽으로 통증이 느껴지기도 한다.

설명된 4가지 증상이 있는 분들이라면 반드시 스트레칭을 통해서 회복시켜야 한다. 아울러 이 근육은 스트레칭도 중요하지만, 자가로 회복시킬 수 있는 방법이 있다. 해당 근육을 가볍게 '톡톡' 쳐주는 방법인데, 테스트 후 바로 이어서 자신의 손을 이용한 통증 유발점 타법을 통해 통증을 완화시킬 수 있다. 단, 상당히 아프다는 것을 감안해야 한다. 그만큼 통증이 많다는 뜻이고, 그로 인해서 고관절에 지속적인 문제가 발생한다고 해석해야 하므로 절대로 그냥 좋아질 수 있는 방법은 없다.

Section 01 대퇴근막장근 테스트

- 바르게 누워서 다리를 바르게 펴준다.

- 테스트하려는 다리의 발을 곧게 편 상태에서 안쪽으로 회전시킨다. (내회전)

- 3~4번 정도 다리를 회전을 시키는 가운데, 바지 주머니 쪽에 손바닥으로 대고 느껴 보면 근육이 수축하는 것을 느낄 수 있다.

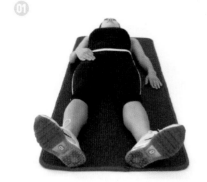 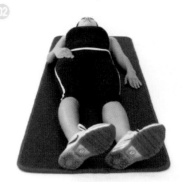

대퇴근막장근 자가 타법

- 테스트를 실시하는 과정에서 다리를 내회전시켰을 때 수축되는 근육을 주먹으로 가볍게 '톡톡' 쳐주는 방법이다.

- 대부분의 사람이 통증을 경험한다. 이유는 만성적 사용과 스트레스보다 회복이 부족하기 때문이다.

- 통증이 있다고 하더라도 처음에는 가볍게 쳐주다가, 나중에는 좀 더 강도를 높여서 쳐주면 더 좋은 회복을 기대할 수 있다.

  통상적으로 이 근육을 '시체기립근'이라고 한다. 죽은 사람도 일어날 정도로 통증이 심하다는 표현인데, 그만큼 이 근육의 통증과 문제는 고관절에서 이상한 증상으로 우리를 괴롭힐 수 있기에 반드시 관리해야 한다.

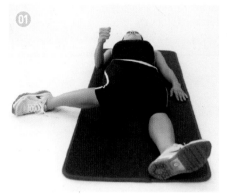 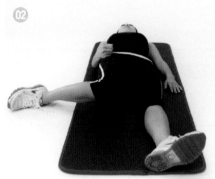

대퇴근막장근 스트레칭

- 먼저 의자 끝으로 와서 엉덩이 끝을 대고 앉는다.

- 스트레칭하고자 하는 발을 반대쪽 발 위에 올려놓는다.

- 오른손으로 스트레칭하는 다리의 무릎 안쪽을 손에 대고 팔을 쭉 펴준다.

- 다리의 반대 방향으로 회전하면서 손으로 스트레칭하고자 하는 무릎의 안쪽을 부드
  럽게 밀어주면서 스트레칭시킨다.

- 스트레칭 시 고관절 안쪽과 바깥쪽의 중간 지점에서 스트레칭되는 것을 느낄 수 있다.

- 마지막에 사진의 스트레칭은 외회전을 일으키는 동작으로, 내전근과 함께 일부 대퇴
  근막장근도 스트레칭 된다.

- 1분을 기준으로 3~5회를 하루 3회 반복하여 진행한다.

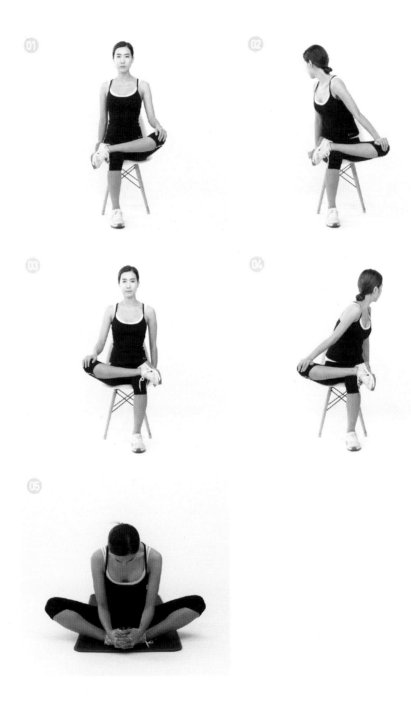

19 / 선택적 사용근 복직근

허리를 지지하는 근육

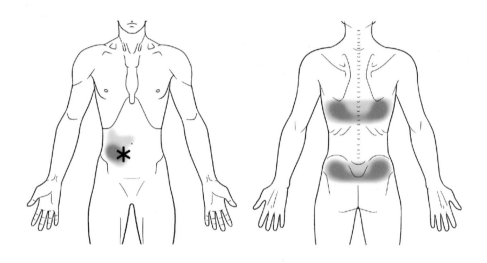

　'허리'가 어딜까요? 이 질문에 모두가 한결같이 허리 뒤쪽을 가리킨다. 그러나 복직근 또한 허리다. 허리는 배꼽을 중심으로 둘레를 의미하는 것이다. 따라서 복직근은 허리를 지지하는 근육 중 하나로 생각해야 한다. 허리가 아프다는 사람 중에 심심치 않게 허리에 띠를 두른 것 같은 느낌이 난다고 얘기하시는 분들이 있다. 이러한 사람들에게 복직근을 회복시키고 가동 범위를 늘려 주는 동작을 하면 허리의 통증이 감소하는 것을 확인할 수 있다. 이는 복직근이 가진 허리의 안정성이 지나치게 긴장으로 잡혀 있기 때문이다. 이유는 역시 좌식 생활에서 찾아볼 수 있는데, 의자에 앉아 있는 습관은 상체를 구부리고 있는 동작에서 복직근에 단축성 수축을 일으킨다. 반대로 일어나는 과정에서는 복직근이 스트레칭되면서 허리가 정상적으로 전만이라고 하는 커브를 가져야 하지만, 좌식 생활의 영향으로 척추가 좋아하는 방향에 따라 정반대의 형태를(의자에 앉을 시) 확보하게 되어 정상적 형태와 점차 거리가 멀어지게 되는 것이다. 따라서 우리의 몸을 위해서는 직립과 좌식 생활을 적절하게 분배하는 생활 패턴이 이루어져야 한다.

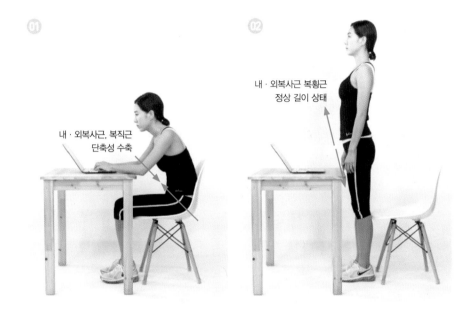

01
내 · 외복사근, 복직근
단축성 수축

02
내 · 외복사근 복횡근
정상 길이 상태

복직근 가동 범위 테스트

- 엎드려서 양손을 가슴의 중앙보다 약간 위쪽에 놓고 양손을 밀어올린다. 이때 골반의 앞쪽이 바닥 또는 허벅지 가장 윗부분이 지면에서 거의 닿은 듯하게 유지된 상태에서 허리가 부드럽게 C자를 그리면 정상적 가동 범위로 분류한다.

- 만약 양팔을 밀어올리는 과정에서 골반 또는 허벅지의 윗부분이 들려진다면 복직근의 단축성 수축으로 허리의 가동 범위가 줄었다는 것을 의미한다. 이는 복직근에 대한 긴장력이 강하여 근육의 단축 현상이 벌어졌다는 것으로 해석할 수 있다.

- 이 동작은 복직근과 더불어 장요근을 테스트하거나 스트레칭할 때에도 사용된다. 만약 이 동작을 할 때, 허리가 너무 아프다면 다음 페이지의 식탁에서 하는 스트레칭 동작을 하면 된다. 식탁이 꼭 밥 먹는 데만 쓰이는 것은 아니다.

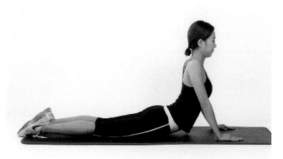

- 해당 동작은 1분을 기준으로 3~5회를 반복적으로 스트레칭한다. 요통이 있는 사람에게서 골반이 들리는 현상을 자주 보게 된다. 결과적으로 다리가 제대로 펴지지 못하면 허리 뒤쪽 근육은 다리가 펴지지 못하는 가동 범위만큼 상체를 세우기 위한 지속적인 긴장과 사용이 일어나게 된다. 이는 허리의 피로감과 뻣뻣함으로 이어진다.

Section 02 복직근 스트레칭

- 등을 식탁에 대고 양손으로 식탁을 붙잡는다. 그리고 식탁 끝에 허리 끝을 대고 다리를 쭉 펴준다.

- 이 동작은 복직근을 효과적으로 스트레칭시킨다. 동작을 유지하는 시간은 1분을 기준으로 3~5회 실시하고, 만약 동작을 취하는 게 힘들다면 30초부터 차근차근 늘려나간다.

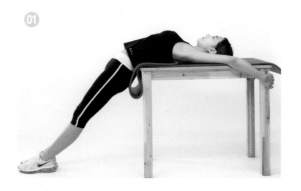

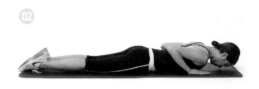

- 더불어 복직근은 앞서 설명한 장 요근과 함께 사용되는 근육으로, 스트레칭을 같이 진행하면 요통을 완화하는 데 효과를 볼 수 있다.

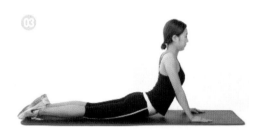

복직근, 내 · 외복사근 근력 테스트

- 복직근 테스트는 가동 범위와 근력 상태 두 가지를 체크할 수 있다.

- 첫 번째는 상체가 올라와서 30초 정도를 버티는 동작인데, 만약 버티지 못한다면 척 추를 잡아주는 복근의 근력이 상당히 약하다는 뜻으로 요통을 일으킬 확률이 높다.

- 상체가 복근운동의 수축 동작을 수행할 때 등이 정상적으로 떨어지지 않는다는 것은 일자 허리로 가고 있다는 것으로 인식해야 한다.

- 이에 따라서 척추의 스트레칭과 근력운동의 필요성을 인식할 수 있다.

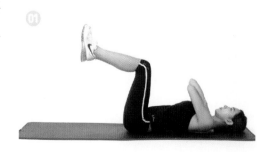

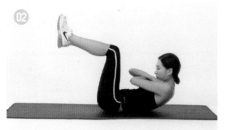

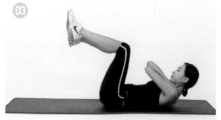

복직근 근력운동

● 양발을 90도 직각보다 높게 위치시키고 양손을 가슴에 교차시켜서 얹는다.

● 내쉬는 호흡에 상체를 일으킨다.

● 양손을 머리 뒤로 깍지를 끼지 않는 이유는, 깍지를 끼면 힘의 기준이 목으로 가기 때문이다. 그래서 흔히 복근운동을 하면 목이 더 아프다는 얘기를 많이 한다. 허리가 많이 뻣뻣하거나 등이 일자인 경우, 등이 잘 숙여지지 않아, 목의 과도한 사용이 목의 앞쪽 근육을 긴장시켜 불편하게 만드는 형태가 되기도 한다.

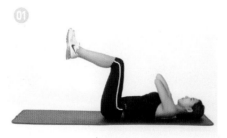

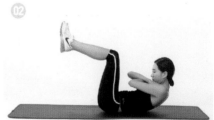

memo

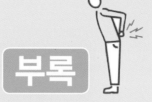

허리통증 예방하는
맨몸 운동 19

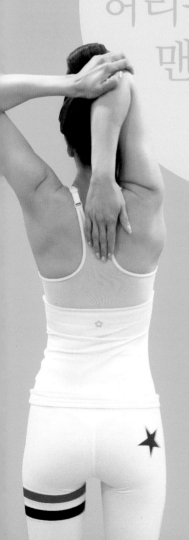

01. Physical Training

- 피지컬트레이닝의 목적은 맨몸 운동을 통해서 전달받는 근육의 자극을 극대화시키는 것이다.

- 대부분 웨이트트레이닝으로 근육의 자극을 초기에 전달하려 하지만 무게가 설정되어야 하는 웨이트트레이닝의 특성상 아무리 낮은 무게라고 할지라도 초심자들에게는 부담이 될 수 있다. 먼저 맨몸 운동을 통해 근육의 펌핑과 운동시 전달되는 자극을 사전에 경험시켜야 한다. 그래야 실제 웨이트트레이닝으로 진행되는 프로그램이 적용되는 과정에서 더 높은 자극으로 이끌 수 있기 때문이다.

- 나는 이 운동을 모든 고객들에게 초반에 적용하여 맨몸 사용을 통한 근육의 자극을 체득하도록 하고 있다. 이를 통해서 무게를 이용한 웨이트트레이닝이 아니어도 근육에 자극을 충분하게 전달할 수 있다는 것을 경험하게 한다.

- 피지컬트레이닝을 통해서 섬세한 자극을 느끼면서 트레이닝을 진행하면 유연성의 증가와 더불어 근육의 밀도도 높아진다. 낮은 저항에서도 근육이 효과적으로 자극을 받을 수 있는 자세와 기술적인 요소가 우선적으로 학습되어야 한다. 그래야 무게를 높여가는 과정에서 더 높은 자극에 대해서도 효과적인 발달을 이룰 수 있다.

- 맨몸으로 하는 반복 훈련을 통해 자세를 충분히 습득해야 한다. 이렇게 습득된 자세는 무게를 올려서 실시하는 웨이트트레이닝 시에도 흐트러짐 없이 자세를 유지할 수 있는 능력을 유지시켜준다. 맨몸 상태에서나 높은 무게에서나 해당 근육에 전달하고자 하는 자극을 정확하게 전달할 수 있는 테크닉을 학습하는 것이 중요하다.

- 피지컬트레이닝은 누구나 쉽게 할 수 있다. 운동을 처음 하는 초심자에게는 근육별 자극 방법과 펌핑의 감각을 이해하게 하며, 전문선수에게는 근육의 밀도를 높여 디테일과 근지구력을 향상시키고 속근 사이의 지근 발달을 통해 근육의 전체적인 섬세함을 높일 것이다.

☀ 02. Kick-up

킥업 운동은 발판을 지지하고 무릎을 들어올리는 동작을 통해서 (허리)요근의 지구력과 다리의 최대 신전을 이용하는 운동이다. 계단을 오르거나 보행을 하는 과정에서 보다 안정적으로 기립할 수 있는 기초적인 힘을 유지하고 발달시키는 데 목적이 있다. 나는 이 운동을 워밍업 운동으로 자주 진행하는데 들어올리는 무릎의 높이가 양쪽이 다른 경우를 자주 본다. 이 경우 낮은 쪽의 요근 문제를 의심해볼 수 있다. 무릎이 상대적으로 높이 올라가는 쪽보다 요근 중 특정 구간의 긴장으로 인해 정상적인 수축을 할 수 없는 상태로 생각해볼 수 있다.

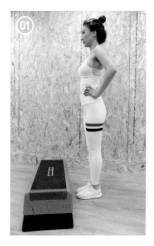 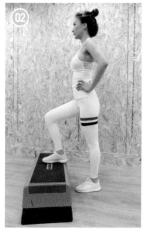 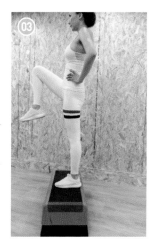

이 상태를 확인하게 되면, 반드시 허리 근막스트레칭을 실시하여 고관절 굴곡에 대한 정상적인 운동이 진행될 수 있도록 해야 한다. 킥업 운동 시간은 약 2분을 기준으로 2세트 정도를 워밍업으로 진행한다.

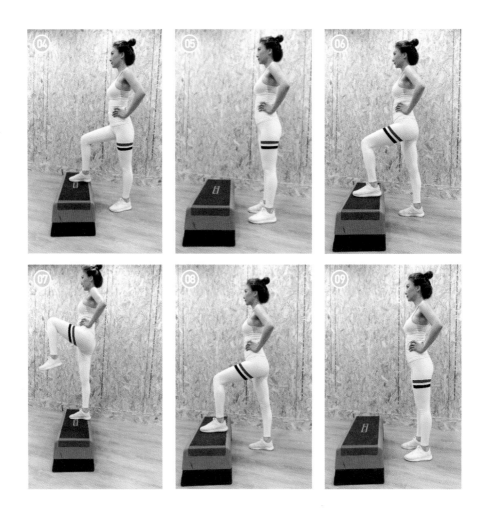

◉ 03. One-Side-Kick-Up

원사이드 킥업은 킥업을 좀 더 반복적으로 적용하여 지지하고 있는 대퇴사두와 요근의 근지구력을 형성하고자 하는 운동이다. 이 동작을 실시하는 과정에서 스텝박스에 올려놓은 다리의 대퇴부가 타들어가는 느낌(Burn)처럼 펌핑감을 전달하는 것을 느낄 수 있는데, 무릎 주변 근육에 대한 활성화와 관절의 안정성을 높이는 데 좋은 효과를 보여준다.

처음에는 자세를 잡는데 어려움을 겪기도 한다. 이럴 때는 트레이너가 옆에서 고객이 한쪽 손으로 트레이너의 어깨를 잡고 중심을 유지하는 방법으로 실시할 수 있도록 어깨를 빌려줘야 한다. 점차 반복하는 가운데 일정 기간이 지나면 스스로가 중심을 잡아나가는 단계를 통해서 진행하는 방법으로 바꿔줘야 한다.

약 40~50개를 시작으로 최대 100개를 2세트 정도 실시한다.

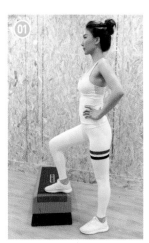 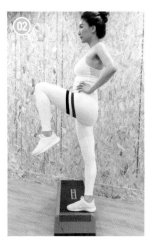 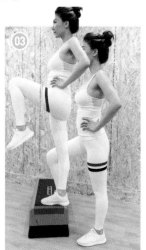

◉ 04. Cross Lunge

크로스 런지는 고관절 깊숙히 자리 잡은 소둔근과 그 위를 덮고 있는 중둔근이라는 근육을 발달시키는 운동이다. 소둔근과 중둔근은 고관절의 모든 움직임에서 1차적인 기능 수행을 담당하기 때문에 이러한 수행 능력은 상체를 숙이고 펴는 동작에서 중요한 역할을 담당한다. 특히, 허리가 안 좋은 분들에게 고관절 스트레칭과 함께 이 운동을 많이 적용시키는데, 허리통증이 있는 분들은 고관절의 기능이 정상인에 비해 상대적으로 많이 감소되어 있기 때문이다. 고관절에서 가장 깊숙이 자리 잡은 소둔근의 직접적인 운동이 적용되기 위해서는 다리를 서로 꼬듯이 만들어야 소둔근과 중둔근 섬유를 효과적으로 발달시킬 수 있다. 운동이 요구하는 힘선을 큰 틀에서 바라본다면 엉덩이를 발달시키기 위해서 스쿼트라는 운동을 진행하지만 스쿼트는 크로스 런지에 비해 상대적으로 골반의 뒤쪽 운동으로 볼 수 있으며, 크로스 런지는 스쿼트에 비해 상대적으로 옆쪽에 가까운 운동이라 이해할 수 있다. 고관절의 근육은 다양하게 발달되어야 한다. 근육이 수행하는 기능이 서로 다르기도 하지만 통합적으로 사용되기 때문에 전체적인 발달이 될 수 있도록 다양한 각도에서의 운동이 필요하다.

소둔근이 대퇴골의 골두라고 하는 뼈를 골반에서 흔들리지 않도록 유지하는 고관절의 안정화 기능을 가지고 있다는 점을 고려할 때, 인간의 모든 움직임은 그 시작이 고관절의 안정성에 달려 있다고 볼 수 있다.

이 동작은 30~50회 2세트를 기준으로 진행한다.

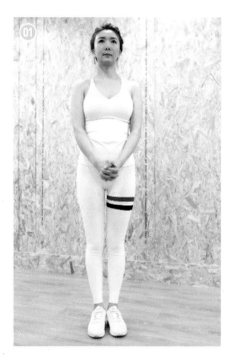
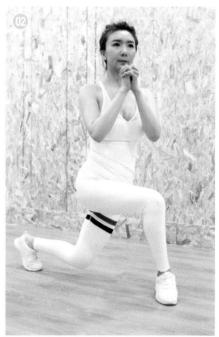

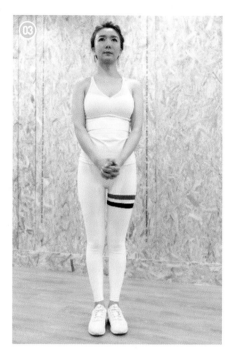

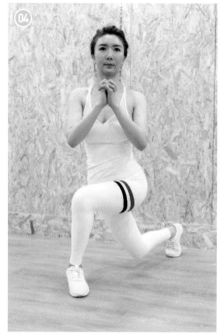

✺ 05. 스미스 머신을 이용한 Cross Lunge

　맨몸으로 진행하는 크로스 런지는 인체의 중심을 유지하는 능력이 크게 요구되는 운동이다. 처음 운동을 하는 대부분의 고객들은 이러한 중심 유지에 따른 지구력이 부족하기에 처음 운동을 진행하는 과정에서는 양손으로 신체의 중심을 안전하게 유지하여 운동할수 있도록 해야 한다.

　여기서는 스미스 머신을 이용하여 적용하는 방법을 응용동작으로 표현하지만 일상생활에서는 의자 등받이, 또는 문고리와 같이 신체의 중심이 흔들리는 것을 보안할 수 있는도구라면 어떤 것을 응용하여도 상관없다.

　다만 중심 능력이 좋은 사람이 아니고서는 처음부터 흔들리는 몸의 중심을 유지하는 방법보다는 소/중둔근에 대한 자극을 먼저 체감하는 것이 핵심이라 할 수 있다. 마찬가지로 30~50회 2세트를 기준으로 실시한다.

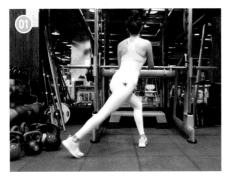 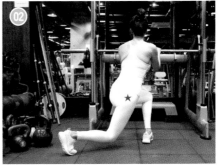

✺ 06. 소도구 Equalizer를 이용한 Cross Lunge

만약 스미스 머신을 이용할 수 없다면, 이퀄라이저라는 소도구를 이용하는 방법도 효과적이다.

마찬가지로 30~50회 2세트를 기준으로 실시한다.

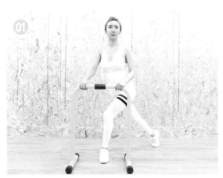 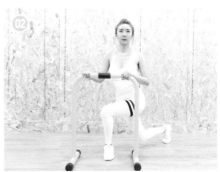

07. Spider Walking(iliopsoas)

스파이더 워킹은 피지컬 런지 운동의 앞선 단계에 적용한다. 허리가 안 좋은 고객들에게 다리를 펴고 허리를 세워주는 유지 및 준비운동으로 활용한다. 특히 허리가 아픈 이유 중 하나가 일상 생활에서 사용되는 대부분의 허리의 움직임이 허리를 구부리고 있는 자세이기 때문이다.

구부러지는 활동으로 적응된 허리의 움직임을 바로 세워주는 활동으로 바꿔줌으로써 허리를 세우고 근지구력 향상을 통해 안정적인 바로 서기가 될 수 있도록 하는 데 스파이더워킹의 목적이 있다. 두 가지 동작으로 수행되는데 다리를 다 펴고 실시하는 스파이더 워킹은 고관절과 허리의 집중적인 관리가 될 수 있도록 하기 위함이며, 다음 장에서 소개될 무릎을 구부리고 실시하는 스파이더워킹은 무릎과 고관절에 대한 두 가지의 관절의 관리를 위한 동작이다.

최소 30개부터 실시하여 최대 100개까지 2세트를 진행한다.

여기서는 스텝박스를 이용했지만, 가정에서는 의자를 가지고 시행하는 방법으로 적용해도 무방하다.

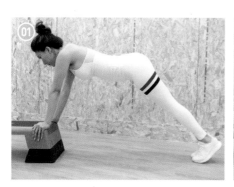
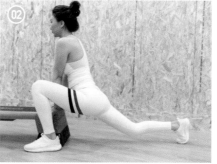

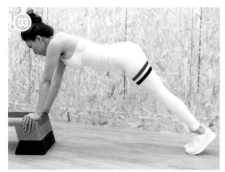 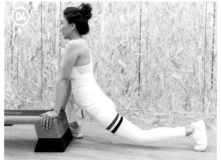

08. Spider Walking (iliopsoas + Rectus Femoris)

무릎과 고관절을 관리하기 위한 동작으로 수행되는 스파이더워킹은 내려가는 동작에서 뒤로 뻗은 무릎에 대해서 대퇴직근(무릎과 골반을 연결하는 근육)이 충분하게 스트레칭되어 근 기능을 활성화 시키기 위한 동작이다.

다리가 건강해야 허리가 좋아진다. 다리의 안정성을 높이기 위한 운동으로 스파이더워킹 두 가지 동작을 병행하여 진행한다면 허리의 건강을 유지하고 관리하는 데 보다 좋은 효과를 체감할 수 있다.

처음 30개부터 출발하여 최대 100개 2세트 정도를 실시한다.

본 동작은 가정에서 진행할 때 의자로 진행해도 무방하다.

09. Kneel-Down-Up

햄스트링의 실제 가동 범위를 확인하기 위해서 실시하는 닐-다운-업. 무릎을 펴는 동작을 실시하는 가운데 햄스트링의 현재 가동 범위를 확인할 수 있다. 햄스트링이라는 근육을 검사할 때 상체를 숙이는 동작을 실시하게 되는데(사진3번) 사실 몸을 앞으로 숙이는 동작 시 햄스트링의 가동성보다 고관절의 가동성이 더욱 중요시되며, 고관절의 과도한 긴장을 가진 사람들의 경우 상체를 숙이는 데 더 많은 어려움을 겪는다. 그래서 Kneel-down-up이라는 동작을 통해서 햄스트링의 충분한 가동 범위를 검사함과 동시에 운동을 통해서 무릎 앞/뒤쪽에 위치한 대퇴사두근과 슬굴곡근이라는 햄스트링을 효과적으로 운동시켜 무릎의 안정성을 높여주어야 한다. 실제 이 운동을 실시하면 무릎 주변의 근육이 자극 받는 것을 느낄 수 있다.

본 동작을 실시하는 이유는 무릎의 안정성을 높여 스쿼트, 데드리프트와 같은 운동 시 햄스트링과 대퇴사두근의 기능적 향상을 통해 운동효과를 높이기 위함이다. 무릎이 약하거나 통증이 있는 분들의 경우 본 동작을 통해 햄스트링의 운동성을 높여주면, 무릎을 펴고 구부리는 과정에서 대퇴사두가 참여되어 햄스트링과 함께 무릎이 펴지고 구부리는 과정에서 동시다발적인 긴장과 무릎 주변의 근육

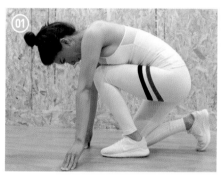

을 강화시키는 데 효과적이다.

30회를 기준으로 약 2세트를 실시한다.

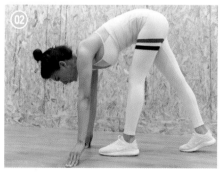

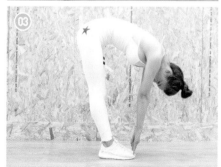

✺ 10. Bent Over Squat

벤트 오버 스쿼트 역시 햄스트링의 이완 동작을 이용하여 대퇴사두근에 대한 자극을 전달하는 운동이다. 햄스트링의 충분한 신전을 위해서 대퇴사두근의 강제적 사용을 일으키는 동작이라 할 수 있다. 대퇴사두는 발달되는 구조가 다르다.

대퇴사두근의 운동에서 햄스트링은 특정 구간에서의 사용이 일어나지만, 이 동작을 실시할 경우 햄스트링의 참여가 시작부터 끝까지 수반되어 동작이 수행되는 동안 지속적인 참여가 일어나기 때문에 스쿼트와 같이 무릎 위쪽에 근육을 직접적으로 사용해야 하는 운동 전에 실시하여 햄스트링을 활성화시키면 스쿼트를 진행하는 과정에서 무릎의 안정성을 높여 스쿼트 시 무릎통증을 사전에 예방할 수 있다.

다리 운동이 종료된 후 마지막으로 실시하여 운동 시 햄스트링의 특정구간 사용으로 인해서 긴장받은 근육을 충분하게 이완하는 동작을 통해 허리의 안정성을 높이는 운동으로도 적용할 수 있다.

벤트 오버 스쿼트는 Kneel-down-up과는 다르게 양쪽의 움직임을 이용하여 실시하기 때문에 양발의 균형성을 확보하기가 좋다. 다만, 이 동작을 수행하는 과정에서 골반이 틀어진다거나, 척추의 방향이 회전된다면, Kneel-down-up(한 발 동작)을 실시하여 어느 정도의 균형을 확보하고 난 후에 베트오버 스쿼트를 실시하길 바란다.

1번 사진을 보면 풀-스쿼트의 앉았을 때와 유사하다. 즉, Bent-over-squat는 완전히 앉았을 때 무릎의 전체적인 굴곡각도를 사용하는 사전 동작으로 실시될 수 있다. 무릎을 쭈그리고 앉고 일어서는 동작에서 무릎의 사용이 아닌 무릎 주변 근육의 도움으로 앉고 일어서는 동작을 배우는 것은 우리의 일상생활에서의 동작과도 밀접한 연관성이 있기 때문에 본 동작을 통해서 무릎의 본래의 범위를 찾는 데 도움이 될 것이다.

혹여나 본 동작을 하면 무릎이 망가질 것이라는 생각을 하지만, 사실은 그렇지 않다. 잘못된 동작의 장기적 사용으로 무릎이 손상되는 것이 문제이지, 정상적인 범위를 사용하는 것은 이전보다 더 효과적인 신체의 사용 기준을 형성시킨다.

본 동작은 약 30~50회를 기준으로 2세트를 진행한다.

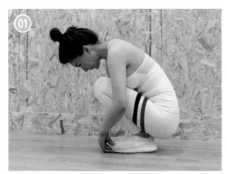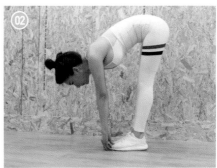

✦ 11. 쭈그려 앉는 동작이 무릎에 안좋다?

쭈그려 앉는 동작이 무릎에 안 좋다는 얘기를 많이 한다. 그러나 우리의 일상생활에서 바닥에 앉았다가 일어나는 대부분의 활동이 무릎을 쪼그리고 앉는 동작으로 일어난다는 것이다. 이미 무릎이 안좋은 사람들의 경우(퇴행성관절염 및 연골연하증, 반월상연골 손상) 이 동작을 피하고 다른 운동(레그익스텐션, 레그컬)으로 대체할 필요가 있지만, 해당 동작에 대해서 자세를 잡을 때 큰 문제가 없는 사람들은 쪼그려 앉았다가 일어나는 동작을 충분히 학습하여 무릎이 사용할 수 있는 전체 범위를 반드시 배워야 한다.

이는 생활에서 사용되는 무릎 주변 근육을 발달시켜 건과 인대의 불필요한 사용을 최소화시켜 무릎을 더 안전하고 오래 사용할 수 있도록 도와주기 때문이다. 즉, 쪼그려 앉고 일어서는 동작을 연습하면 슬개골이 대퇴부의 근육과 상호 협력하여 안정적인 일어서기가 가능할 수 있는 발달을 가져온다.

쪼그려 앉는 동작이 만약 문제가 된다면 역도선수들의 무릎은 아마도 사람으로서의 보행이 불가능할 것이다. 물론 역도 선수들의 경우 시합을 위해서 과도하게 많은 무게를 들어올리고 반복하는 수없이 많은 과정들로 인해서 분명 무릎에 문제가 있을 수 있지만 이들이 무게를 들어 올리는 단위가 10~20kg이 아니라 100~200kg이라는 것을 감안한다면, 우리가 맨몸으로 연습하는 과정에 대한 부분은 충분히 무릎을 안전하게 사용하고 오히려 발달시킬 수 있는 과정이라고 생각해도 무방하다.

역도가 표현하는 것은 이렇게 많은 무게를 이용하여 쪼그려 앉았다가 일어나는 과정이 가능하다는 것을 보여주는 것이며, 이는 단순히 앉는 동작 자체가 위험하다는 것으로 단정짓기에는 무리가 있다.

처음에는 몇 개 하는 것도 어렵고 힘들지만, 주기적인 반복을 통해서 실시하는 과정이 늘어날수록 무릎이 점점 강해지는 것을 확인할 수 있을 것이다. 다리 운동의 시작을 알리는 리바운드 스쿼트를 할 수 있다는 것은 앞으로 살아갈 날에 더 건강한 무릎을 가질 수 있는 운동 범위를 가지고 있다고 이해해도 무방하다.

필자는 현재 뒤에 설명할 리바운드스쿼트와 리바운드스톱앤업을 허리디스크재활운동의 거의 모든 환자들에게 실시하여 하체의 충분한 보강훈련이 될 수 있게 하고 있다.

⚙ 12. Side Squat

사이드 스쿼트의 목적은 내전근 근육과 햄스트링을 스트레칭하여 허리를 바로 세워주는 데 있다. 내전근이라고 하는 근육은 허리와 아주 밀접한 연관성을 가지고 있다. 의자에 앉아 있는 대부분의 자세는 다리가 몸의 중심과 가까워지고 모여 있는 자세가 일반적이다. 이렇게 다리가 모인 상태에서 허리를 세운다는 것은 허리를 세우고 유지하는 과정에서 허리의 근육 중 척추기립근에 대한 사용을 과도하게 일으키게 된다. 다리를 모은 상태에서 허리를 펴는 동작은 그 자체만으로 허리의 부담이 된다는 의미다. 그럼 반대로 생각을 해보면 의자에 앉아서 다리를 벌리게 되면 어떨까? 직접 해보면 알 수 있다.

다리를 충분하게 벌리고 앉으면 허리를 세우는 데 특별한 힘이 들어가지 않아도 자연스럽게 앉을 수 있는 동작을 유지할 수 있다. 이렇듯, 허리를 기준으로 다리의 역할이 매우 중요하기 때문에 이 동작을 통해서 내전근과 햄스트링의 안쪽에 해당하는 반건양근, 반막양근에 대한 충분한 유연성과 근지구력을 이용하여 내전근과 함께 허리를 세우기 위한 과정으로 다리가 벌어지려 할 때 자연스러운 움직임이 허용될 수 있도록 하기 위한 동작으로 사이드스쿼트를 실시하는 것이다. 즉, 외전근의 정상적인 기능 작용을 통해서 골반을 바로 세울 수 있는 능력을 향상시키기 위한 것이다. 내전근만 너무 강하게 되면 외전근이 더 많은 일을 해야 하고 그로 인해 발생된 피로감은 외전근의 수행능력을 감소시켜 고관절의 충분한 신전 기능을 떨어뜨린다. 똑바로 서는 기립 동작에서 다리가 펴질 때 과정에서 허리도 바로 서는 게 아니기 때문에 허리의 더 많은 힘을 사용하게 만든다. 그

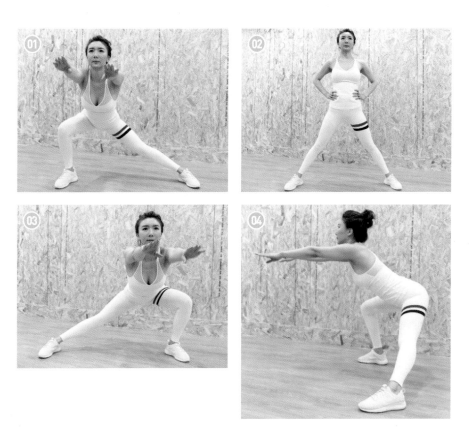

로 인해 허리의 통증이 발생될 수 있다는 점을 알아야 한다.

추간판탈출증으로 진단을 받고 운동을 희망하시는 분들이 운동을 시작할 때 스미스 머신의 바벨을 양손으로 붙잡고 실시하도록 하여 다리의 스트레칭과 지구력 운동에 집중할 수 있도록 하고 있다.

본 동작은 왼쪽 오른쪽을 실시하는 왕복을 1회로 했을 때 약 30회를 기준으로 실시한다.

13. 스미스 머신을 이용한 Side Squat

운동을 처음 실시하는 대부분의 고객들은 사이드 스쿼트를 진행하는 과정에서 자세에 습득과 기준을 이해하지 못한다. 따라서 맨몸으로만 진행할 경우 중심 이동에 대한 균형 유지가 부족하여 자세의 완성도가 떨어지게 되므로, 스미스머신의 바벨 또는 양손으로 잡을 수 있는 도구를 이용하여 실시한다면 중심 유지에 필요한 내전근에 충분한 스트레칭과 허리를 바로 서는 과정에 대한 자세 습득을 효과적으로 할 수 있다. 마찬가지로 왼쪽 오른쪽을 실시하는 왕복을 1회로 했을 때 약 30회를 기준으로 실시한다.

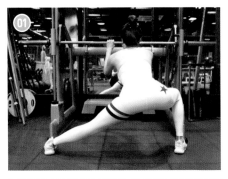

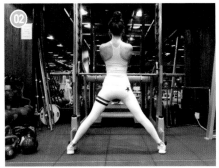

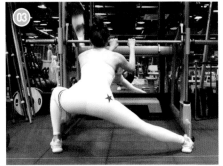

🔆 14. Rebound Squat

리바운드 스쿼트를 실시하는 목적은 대퇴골에 대한 골반의 회전을 이용하고 골반의 회전능력을 향상시키는 것이다. 이는 풀스쿼트에서 Butt wink(완전히 앉았을 골반이 후방경사가 되는 상태)라는 현상을 예방하기 위한 동작이다. 또한 바닥에서 일어나는 높이를 수평까지로 범위를 정하여 부분적 가동 범위를 반복적으로 실시하는 과정에서 대퇴부에 강력한 펌핑을 전달하고 이를 통해 근지구력을 향상시킨다. 더불어 골반의 회전이 일어나는 가운데 허리의 수직 안정성도 높일 수 있다.

이 동작을 학습하는 과정에서 가장 중요한 것은 연속작용이다. 과거 학창시절에 많이 했던 쪼그려 뛰기를 생각하며 실시하면 된다. 다만 그 시절 쪼그려 뛰기는 뒤꿈치를 들고 했다면, 이 동작은 뒤꿈치를 붙여서 실시하는 동작이다. 또한, 동작을 실시하는 가운데 대퇴부의 엄청난 펌프-업을 증가시킬 수 있다. 횟수에 대한 제한 범위는 없지만 근지구력 운동임을 감안하여 50개에서 100개를 기준으로 진행하고 있다. 처음 하는 초심자의 경우 20개부터 시작하여 점차 증가시켜서 실시한다.

- 1번 사진과 같은 동작을 잡을 때 허리가 하단부가 지나치게 굴곡된 상태가 되는 사람에게는 허리의 굴곡 직전까지의 위치에서 실시해야 한다.
- 뒤꿈치가 땅에 닿지 않는 분의 경우 발목과 무릎의 완전한 가동 범위를 확보하고 난 후에 실시해야 한다.
- 해당 동작을 실시하는 과정에서 고객들은 발목, 무릎, 허리의 통증을 호소한다. 만약 고객이 이러한 통증에 문제를 표현한다면, 해당 문제를 충분하게 해소하고 난 다음에 본 동작을 실시해야 한다.
- 본 동작은 약 30회부터 시작하여 최대 100개까지 2세트 정도를 실시한다.

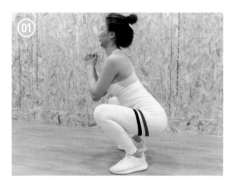

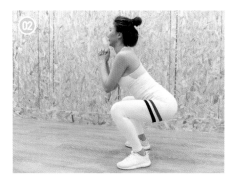
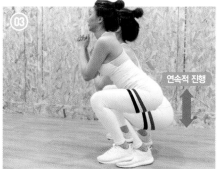

연속적 진행

15. Physical Lunge

피지컬 런지의 핵심은 요근의 충분한 이완을 통해서 대둔근과 함께 척추를 바로 세우는 데 있다. 허리의 정상적인 길이와 안정성을 확보하기 위한 피지컬 런지는 일반적인 런지와 달리 뒤쪽 다리를 완전히 펴고 실시한다.

생활에서 대부분의 활동과 동작이 고관절을 굴곡시키는(구부리는) 동작이므로 피지컬 런지를 통해서 뒤로 뻗은 다리의 요근(iliopsoas)이 충분하게 이완되고 고관절의 신전 능력을 확보한다. 앞쪽으로 나와 있는 다리는 무릎의 위치를 발목을 기준으로 약간 뒤꿈치쪽으로 위치시킨다. 대둔근(Gluteus Maximus)의 자극과 집중을 위해서다. 만약 무릎을 앞꿈치 쪽으로 놓게 되면 무릎 주변 근육의 자극을 높일 수 있다.

피지컬 런지는 앉았다가 일어나는 과정 그리고 허리가 굴곡되었다가 펴지는 과정에서 척추의 중심을 바로 세우기 위한 것이다.

앞선 스파이더워킹에 대한 운동을 통해서 일차적으로 고관절과 허리의 운동성이 일어나고 난 후, 이차적으로 피지컬런지를 수행하면 보다 높은 운동수행능력을 끌어낼 수 있다. 3번 사진과 같이 내려가는 동작이 크지 않으므로 지나치게 내려가지 않도록 주의해야 하며 내려가는 과정에서도 뒤로 뻗은 다리는 계속 펴져 있어야 한다.

약 20~50개를 기준으로 실시하되, 중심을 잡기가 어려운 분들은 기구 또는 벽을 손으로 잡아 중심을 유지한다.

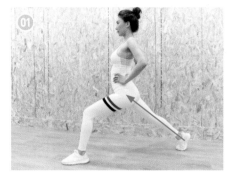

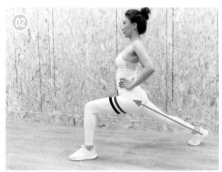
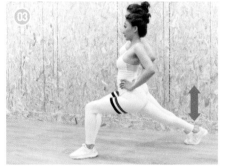

❀ 16. 내전근과 허리의 상관관계를 이해하라

사진만 봐도 충분하게 이해가 되는 동작일 것이다. 사진 2번과 같이 다리를 모은 상태에서의 허리는 자연스럽게 굽을 수밖에 없는 구조가 된다. 이런 반문이 나올 수 있다. "어? 선생님 저는 이 자세로 허리 펼 수 있는데요?" 물론, 다리가 모인 상태에서도 허리를 펴고 앉을 수는 있다. 그러나 그 힘을 지속하는 과정에서 허리에 전달되는 과도한 부담은 피할 수 없다. 의자에 앉아 있는다는 것은 단순히 1~2분을 앉아 있는 것이 아닌 대부분 짧게는 20분에서 길게는 몇 시간까지 앉아 있게 된다. 이렇게 다리가 모인 상태에서 장시간 허리를 펴고 앉게 되면 그로 인해서 긴장받은 척추의 신전근(허리를 펴주고 세워주는 근육)은 이미 정상적인 기능으로 수행하기 어려울 정도의 피로감을 갖게 될 것이다.

이는 결과적으로 허리를 굽게 만들며, 굽어진 허리는 일어서는 동작에서 정상적인 척추의 신전 동작을 수행하는 데 어려움이 발생될 수 있음을 기억해야 한다.

반대로 1번 사진과 같이 다리를 벌리고 앉게 되면, 벌어진 양발 사이로 골반이 앞으로 회전할 수 있는 골반의 방향을 조정할 수 있게 된다. 이렇게 벌어진 다리 사이로 골반의 정상적인 회전을 통해 앉아 있는 자세에서 허리에 특별한 힘을 주지 않고도 허리를 바로 세운 상태에서 장시간 유지하는 동작이 가능해진다.

이처럼 우리의 허리는 다리와 직접적인 연관성이 있다. 다리 꼬는 동작이 골반의 불균형을 만든다고 말하는 이유는 다리와 골반은 연결되어 있고, 인간은 다리의 움직임을 통해서 골반의 조정 능력을 발생시키기 때문이다. 다리의 잘못된 움직임은 골반의 불균형을 만들고, 척추는 골반과 연결되어 있기 때문에 골반의 불균형이 있다는 것은 결과적으로 척추에도 문제가 있을 수 있다는 것을 의미한다.

우리의 허리는 전만이라는 각도를 좋아한다. 오랜 시간 다리를 모으고 앉아 있는 후만 동작에서 일어서는 전만 동작으로 갈 때 척추의 이동 거리와 다리를 벌리고 전만 동작을 유지한 상태에서 전만 동작으로 가는 척추의 이동거리는 전혀 다른 것이다. 쉽게 말해, 구부렸다 허리를 펴고 일어서는 것과 허리를 펴고 있다가 일어서는 차이라 생각하면 이해가 쉬울 것이다.

이쯤 되면 질문이 하나 정도가 나오게 된다. 커피숍이나 밖에서 의자에 앉을 때 저렇게 앉을 수가 없다고.

당연한 얘기이다. 아무래도 개방된 장소에서 여성이 다리를 벌리고 앉는다면 민망할 수 있다. 그렇다면 화장실에서 하는 건 어떨까? 무조건 저렇게 앉아야 좋아진다기보다는 다리를 모으는 동작으로 허리의 부담이 전달되었다면 화장실을 갈 때 다리를 벌리는 동작을 해줌으로써 스트레칭을 조금이라도 실시해준다면 생활 속에서 틈틈이 스트레칭을 통해서 개선된 허리의 편안함을 유지하는 데 도움이 될 것이다.

화장실에서 잠깐 실시하는 이 동작을 통해 허리가 점점 편해진다는 회원들의 말처럼 스트레칭에 대한 적용과 반복은 우리 몸의 안정성을 높여준다.

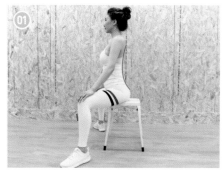

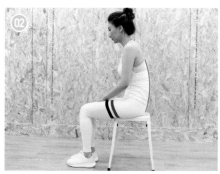

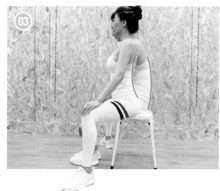

❋ 17. 광배근의 자극을 위한 첫 번째 운동 Ski Row

이 운동은 스키를 타는 동작을 이용하여 만든 동작으로, 흉요건막과 연결된 광배근의 자극과 허리의 전만 안정성 향상을 목적으로 한다. 이 동작은 운동을 처음 하는 모든 고객들에게 적용하여 등 운동의 전체적인 프로그램 사이에 적용하므로 흉요건막과 광배근의 밀도감을 높여주고 안정적인 흉추와 요추의 전만 각을 유지하는 데 효과적이다.

이 동작의 핵심은 양팔의 팔꿈치를 완전히 편 상태에서 가슴을 들어올리는 동작과 함께 견갑골의 후인 작용을 고정시킨 상태에서 팔을 뒤로 펴는 것이다. 그 결과로 광배근과 상완삼두근의 장두 그리고 후면삼각근이 동시 발달시킬 수 있다. 가슴을 들어올리는 동작에서 팔 전체를 밑으로 내리는 느낌과 함께 뒤로 신전시킨다면 더욱더 효과적인 자극을 전달할 수 있다. 이 동작은 맨몸으로 실시해도 자극을 느낄 수 있으며, 약 3~5kg 이하의 무게를 통해서 30~50개 정도의 무게를 실시한다면 좋은 효과를 거둘 수 있다.

등 운동의 핵심은 흉요건막과 광배근에 있다. 흉요건막은 광배근과 연결된 구조이며, 흉추와 요추의 전만 안정성에 기여하는 건막이다. 더불어 광배근의 효과적인 자극을 위해서는 흉추와 요추의 전만 각도를 유지하고 운동이 진행되는 모든 과정에서 견갑골의 후인 작용을 고정시키는 방법이 중요하다. 이 자세는 우리가 일상생활에서 컴퓨터 또는 의자에 앉아 있는 동작에서 적용되는 등이 굽고 어깨가 올라가는 작용에 대한 교정동작이라 볼 수 있다.

광배근의 일차적 자극은 등 발달의 전체적인 균형과 밀접하게 연관되며, 등의 효과적인 발달은 허리의 안정성과 직결된다는 의미에서 매우 중요한 운동이다. 아울러 고객들의 체력은 운동을 시작하는 초기에는 현저히 낮은 상태일 수 있기 때문에 무게를 통해서 발달시키고자 하는 방법이 아닌 자세만으로도 충분한 자극을 전달 받을 수 있는 이해를 먼저 적용시켜야 한다. 그래야 자세가 흐트러지지 않은 상태에서 무게를 이용하여 자극을 높일 수 있다.

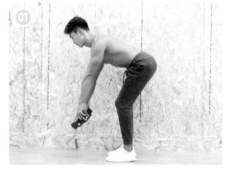

본 동작은 약 30회를 기준으로 2세트 정도를 실시한다.

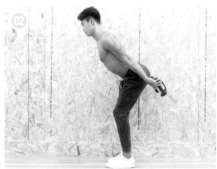

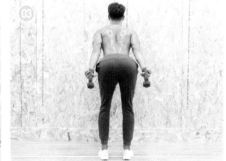

⚘ 18. Kick Back

이 동작은 상완삼두근의 장두에 목표를 가지고 실시하는 맨몸 운동이다. 상완삼두근은 장두와 내측두, 외측두 이렇게 세 가지로 이루어져 있는데, 세 근육 중 장두만이 어깨와 연결되어 있다. 후면삼각근과 함께 견관절의 신전 시 어깨의 안정성을 도모하고, 팔을 굴곡시키는 과정에서 장두와 후면삼각근의 통제에 의해서 지나친 굴곡을 제한하고, 최대 굴곡지점에서 신전으로 이동하는 어깨의 안정성에(광배근의 풀다운 동작과 같은) 중요한 기능을 담당한다.

이 동작을 실시하는 과정에서 상완삼두근이 전체적으로 발달된다.

팔꿈치가 구부러지지 않도록 해야 하는 것이 핵심이다. 팔의 신전 각도가 커질수록 후면삼각근의 자극이 높아지게 되나, 장두의 자극도 함께 높아지므로, 남성에게는 어깨 뒤쪽에서 후면삼각근과 함께 장두가 우람한 팔을 만들고, 여성에게는 어깨의 섹시한 라인을 형성하는 데 효과적인 운동이다.

다만, 장두의 목표를 주도적으로 하고 싶다면, 2번 사진과 같은 각도를 사용하여 실시한다.

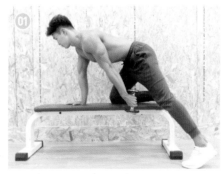

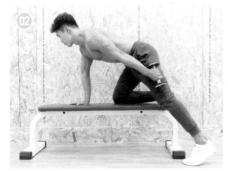

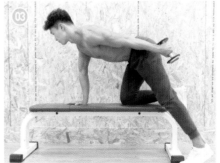

어깨를 바른 자세로 펴고 실시하면 장두의 자극을 최대화시킬 수 있다.

횟수는 약 30회를 기준으로 2세트 정도 실시하되, 무게는 약 1~3kg 정도의 무게면 충분하다. 운동을 처음 실시하는 여성에게는 맨손으로 실시해도 자극이 충분하게 전달된다.

☀ 19. Physical Chest Press

벤치프레스를 통한 가슴 근육 발달의 기본 자세는 흉추 전만 각도다. 가슴운동에서 흉추 전만은 단순히 흉추의 독립적인 움직임이 아니다. 어깨 관절의 협력이 매우 중요하다. 대부분의 사람들이 의자에서 생활하는 가운데 어깨가 굽고 흉추의 과도한 후만이 형성되어 있다. 아울러 양쪽 어깨가 균형된 위치가 아닌 한쪽으로 치우쳐지거나 올라가 있게 되면, 상체의 균형력은 비대칭으로 바뀌게 된다. 비대칭으로 바뀐 어깨는 생활 속에서 어깨에 전달되는 스트레스를 높이고, 만약 이 상태에서 운동이 적용된다면 그 스트레스는 더욱 높아지게 된다. 이렇게 굽은 어깨와 등을 우리는 "라운드숄더(Round shoulder)"와 "스웨이백(Sway back)"이라 말한다.

흉추와 목은 어깨에 의해서 균형을 유지한다. 그러므로 어깨의 불균형은 흉추와 목을 불편하게 만든다. 흉추와 목에 기준을 잡을 수 있도록 하는 근육이 바로 어깨이다. 그래서 가슴운동은 결과적으로 어깨의 방향이 함께 수반되어야 한다.

본 운동은 벤치프레스, 또는 덤벨프레스를 진행하기 전에 가슴에 자극받는 방법을 숙지하고, 자세의 기준을 이해하여 벤치프레스와 덤벨프레스를 실시하는 과정에서 어깨와 흉추의 리듬을 통해 가슴의 자극을 놓치지 않고 운동이 진행될 수 있도록 하는 사전 운동이 된다.

이 동작을 누워서 진행하면, 벤치프레스가 된다. 이러한 이해를 가지고 다양한 가슴 운동에 접목하여 진행한다면 가슴 근육의 자극을 높여 안정적인 발달을 이룰 수 있다.

약 30회를 기준으로, 가슴 근육의 충분한 펌핑감이 유도될 수 있게 강력한 수축과
이완 작용에 몰입하는 방법이 핵심이다. 약 20회를 기준으로 2세트 정도를 실시한다.

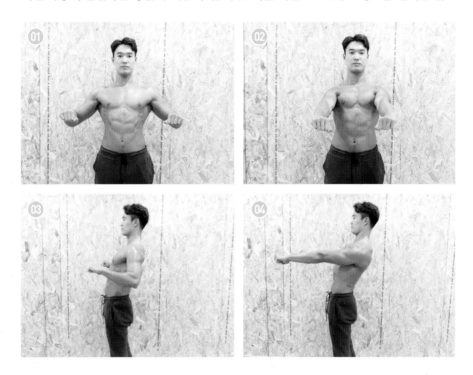

근육은 우리가 생활하는 모든 활동에서 필요하다. 그런데 어느 하나의 근육만 손상을 받아도 연쇄적으로 손상을 받게 된다. 따라서 근육을 관리하는 것은 우리의 생활을 관리하는 것과 같다. 허리를 아파 본 사람들은 알것이다. 물 한 모금 먹는 것도, 누워서 일어나는 것도, 차에 타려고 해도, 계단을 오르려고 해도, 엄청난 고통이 따른다는 것을….

그렇게 꼭 하지 않아도 되는 고통스러운 경험을 하고나서야 허리의 소중함을 깨닫고 후회할 필요는 없다.

이 책에는 수많은 사람의 요통을 관리하고 디스크 환자를 운동으로 회복시키는 과정을 통해 쌓은 지식과 노하우를 의학적 정보를 바탕으로 체계적으로 재구성한 내용이 담겨있다.

허리통증을 완치가 아닌 관리의 차원으로 접근하고자 했다. 근육은 완치의 대상이 아닌 관리의 대상이기 때문이다. 인간의 퇴행을 늦추는 방법은 없다. 진시황도 불사의 꿈을 품고 노력했으나 결국 죽었다. 삶과 죽음은 스스로 선택할 수 없다. 다만 죽을 때 죽더라도 사는 동안 고통없이 행복한 것이 우리가 잘 먹고 운동하며, 관리하는 이유라 할 수 있다.

많은 사람들이 "갑자기 어제부터 아프기 시작"했다는 말을 자주 하곤 한다. 진짜 어제부터 아팠을까? 그동안 수없이 많은 활동을 하면서 관리되지 않은 근육이 받았을 피로에 대해 생각해 보자. 이렇게 누적된 근육의 피로를 풀기 위해 어떤 노력을 했을까? 사람들은 간혹 "저는 운동을 계속했는데 왜 아플까요?"라고 묻는다. 운동은 근육을 '사용'하는 활동이다. 안 그래도 근육을 많이 사용해서 통증이 생겼는데, 운동을 통해서 더 많은 사용을 일으키면 통증과 피로만이 가중된다는 것을 알아야 한다. 운동은 회복이 아니라 사용을 전제로 하는 활동이다. 만약 운동이 회복이라면 국가대표 선수들은 아픈 데가 없어야 할 것이다. 그들은 엄청난 고통 속에서도 관리를 통해서 세계 정상급 선수들과 경쟁할 수 있는 컨디션을 유지하려 노력한다. 결국 우리가 국가대표 선수들 보다 적은 활동을 하면서도 더 아픈 이유는 관리가 안 되기 때문이라 하겠다.

다시 한번 강조하고 싶다. 근육을 관리하는 것은 우리의 삶을 관리하는 것이다.

이 책의 내용이 다소 어렵게 느껴질 수도 있겠다. 그러나 한 번 보고 끝나는 내용이 아니다. 매일매일 조금씩 근육을 회복하는 과정을 적용하며 통증과 질환을 사전에 예방하는 것은 물론, 근육과 몸에 대한 이해를 높여 자기 관리를 스스로 할 수 있는 능력을 키우자는 이야기다. 하나하나 스트레칭을 따라하면서 근육의 피로를 줄여 주는 작은 시작이 건강한 삶의 기초를 다져줄 것이라고 확신한다.

필자 역시 허리의 엄청난 통증으로 선수생활을 조기에 포기해야 했다.

주변 다른 선수들은 다들 참으라고 했지만, 더 이상 참을 수 없는 고통이었기에 트레이너로 전향했다. 그러면서 허리 디스크 재활운동을 선택해, 요통과 디스크 환자들에게 운동과 회복이라는 두 가지 방법을 적용하여 사회에 복귀시키고 있다. 평생 아프지 않을 방법이 있다면 나도 알고 싶다. 하지만 관리하여 예방할 수 있는 방법은 있다. 배우고, 익히며, 반복하라. 이것이 여러분의 근육을 더욱 안전하게 유지시켜 줄 것이다.